Khedidja MESRI
Samira Rached
Aicha IDDER

# Aspectos epidemiológicos e clínicos do melanoma uveal

**Khedidja MESRI**
**Samira Rached**
**Aicha IDDER**

# Aspectos epidemiológicos e clínicos do melanoma uveal

## na Argélia Ocidental

**ScienciaScripts**

**Imprint**

Any brand names and product names mentioned in this book are subject to trademark, brand or patent protection and are trademarks or registered trademarks of their respective holders. The use of brand names, product names, common names, trade names, product descriptions etc. even without a particular marking in this work is in no way to be construed to mean that such names may be regarded as unrestricted in respect of trademark and brand protection legislation and could thus be used by anyone.

Cover image: www.ingimage.com

This book is a translation from the original published under ISBN 978-620-6-70501-7.

Publisher:
Sciencia Scripts
is a trademark of
Dodo Books Indian Ocean Ltd. and OmniScriptum S.R.L publishing group

120 High Road, East Finchley, London, N2 9ED, United Kingdom
Str. Armeneasca 28/1, office 1, Chisinau MD-2012, Republic of Moldova, Europe
Printed at: see last page
ISBN: 978-620-7-68664-3

# Índice

O melanoma uveal (MU) é o tumor intraocular primário mais frequente no adulto, com um pico de incidência entre os 55 e os 65 anos, com uma incidência anual que se tem mantido estável nos últimos 50 anos, em torno dos 5 a 9 casos por milhão de pessoas, sem predomínio de género, afectando a raça caucasiana e sendo excecional ramelanodermia [1].

Na Europa, a incidência do melanoma intraocular aumentou desde a década de 1970, coincidindo com um aumento de mais de 50% na população com 65 anos ou mais, estimando-se em 0,8-0,9 casos por 100.000 habitantes/ano, embora os dados epidemiológicos mundiais mostrem uma incidência globalmente estável em comparação com os melanomas cutâneos [2].

O melanoma uveal é um cancro raro com um mau prognóstico, apesar dos avanços consideráveis no diagnóstico precoce e na qualidade dos cuidados de saúde alcançados nos países desenvolvidos.

A apresentação clínica dos melanomas da coroide e do corpo ciliar depende de uma multiplicidade de factores, principalmente da sua localização na úvea, das suas características histopatológicas e do seu modo de crescimento [3].

O principal motivo de consulta é a diminuição da acuidade visual, devido à extensão do descolamento exsudativo da retina para a região macular, à perda de transparência dos meios de comunicação ou à invasão tumoral da mácula [3].

O principal método de tratamento do melanoma intraocular, fora das indicações para o tratamento radical, é a irradiação acelerada por feixe de protões, uma técnica desenvolvida em Boston em 1975, com base numa ideia de Robert Wilson em Berkeley em 1954. Os principais centros na altura eram o Massachusetts General Hospital em Boston e o ciclotrão de Harvard [81]. Duas instalações em França tratam cerca de 600 pacientes por ano [81].

O objetivo deste estudo foi examinar o perfil epidemiológico e os aspectos clínicos do melanoma maligno da coroide e do corpo ciliar na população da Argélia ocidental.

## Capítulo II :
## Epidemiologia do melanoma uveal:

**1. História :**

As primeiras descrições de tumores pigmentados da pele e dos olhos datam do início do século XIX.

Em 1806, Laennec introduziu o termo "melanose" para definir os vários tumores pigmentados e as suas metástases.

Em 1823, Savenko descreveu um caso de melanose ocular e, em 1833, Bendz publicou nos Países Baixos a primeira descrição de um melanoma da coroide tratado por enucleação, seguido de recidiva orbital e metástases [3].

Em 1863, Von Graefe publicou a primeira descrição precisa da clínica e da patologia dos melanomas, mas só em 1930 foi efectuada uma síntese e uma análise estatística do material recolhido nos últimos sessenta anos.

Em 1930, Jaensh, em 1930, 1933 e 1936, Von Hippel, em 1935, Terry e Johns e, em 1936, Denecke apresentaram os primeiros estudos sistemáticos sobre o prognóstico vital 5 anos após a enucleação. [3]

**2.1 – Incidência do melanoma uveal :**

Os melanomas da úvea são os tumores intra-oculares primários mais comuns, a sua incidência varia de uma região do mundo para outra e depende da raça, bem como do perfil demográfico da população [36], os melanomas afectam preferencialmente pessoas de raça caucasiana, sendo excepcionais nas raças africana, asiática e latino-americana, sendo também muito raros em crianças pré-púberes [3].

Scotto et al. estimaram a incidência de melanoma uveal em 0,6 casos por 100.000 habitantes por ano entre 1969 e 1971 [4]. A partir da década de 1970, registou-se um ligeiro aumento da incidência de melanoma na Europa para cerca de 0,8 a 0,9 casos por 100.000 habitantes por ano (Quadro 1).

O aumento da incidência do melanoma coincide com um aumento de mais de 50% na população com mais de 65 anos, uma população de risco, e uma redução na população com menos de 20 anos, na qual o risco é negligenciável, uma incidência que permanece estável em comparação com os melanomas cutâneos [3].

Na Arábia Saudita, foram registados 40 casos de melanoma uveal no King Khaled Eye Specialist Hospital entre 1983 e 2005, incluindo 28 doentes sauditas e 12 doentes de outros países árabes [5].

Na Tunísia, no Instituto Hédi Raies, em Tunes, durante um período de 23 anos, de janeiro de 1990 a dezembro de 2013, foram registados 80 casos de melanoma uveal [6]

No nosso serviço, um centro de referência para a região ocidental da Argélia, um estudo de série de casos ao longo de um período de 14 anos, de 2001 a 2014, registou 30 melanomas uveais, 19 mulheres e 11 homens [1]

| Autores e referências | Período | Incidência | País |
|---|---|---|---|
| Mork 1961 | 1953-1960 | H=0.9 F=0.7 | Noruega |
| Lommatzsch et al. 1985 | 1976-1980 | H=0.96 F=0.84 | Alemanha |
| Abrahamsson, 1983 | 1956-1975 | 0.72 | Suécia, costa oeste |
| Scotto et al. 1976 | 1969-1971 | 0.6 | Terceiro Inquérito Nacional sobre o Cancro, Estados Unidos |
| Mahoney et al. 1990 | 1975-1986 | H=0.49 F=0.37 | Nova Iorque, Estados Unidos |
| Dal Ri et al. 1988 | 1975-1984 | 0.54 | Itália |
| Vidal et al. 1995 | 1992 | 0.73 | França - inquérito nacional |

**Tabela I:** Incidência do melanoma uveal em várias populações, número de casos por 100.000 habitantes por ano [3].

## 2.3. – Factores de risco :

**2.3.1. – Factores de risco demográficos:** Essencialmente idade, sexo e factores socioeconómicos.

**– Idade e género :**

Singh et al [7] encontraram 63 casos de melanoma em indivíduos com menos de 20 anos num grupo de 8000 casos. Em quase metade destes casos o melanoma desenvolveu-se n a úvea anterior; a causa deste desenvolvimento preferencial nestas crianças permanece desconhecida. O melanoma uveal em crianças continua, portanto, a ser raro, e o melanoma uveal congénito ainda mais [8,9]. Num estudo sobre melanoma uveal em crianças e adolescentes, a idade de apresentação foi de 0 a 5 anos em 3%, 5,1 a 10 anos em 11%, 10,1 a 15 anos em 35% e 15,1 a ≤20 anos em 20%.

50% [10] (Fig.1)

Table 1. Uveal melanoma in 122 children: Age at presentation by year.

| Age (years) | Number (%) |
| --- | --- |
| 0–1 | 0 (0) |
| 1.1–2 | 0 (0) |
| 2.1–3 | 1 (1) |
| 3.1–4 | 1 (1) |
| 4.1–5 | 2 (2) |
| 5.1–6 | 3 (2) |
| 6.1–7 | 0 (0) |
| 7.1–8 | 4 (3) |
| 8.1–9 | 2 (2) |
| 9.1–10 | 5 (4) |
| 10.1–11 | 1 (1) |
| 11.1–12 | 5 (4) |
| 12.1–13 | 17 (14) |
| 13.1–14 | 9 (7) |
| 14.1–15 | 11 (9) |
| 15.1–16 | 10 (8) |
| 16.1–17 | 9 (7) |
| 17.1–18 | 6 (5) |
| 18.1–19 | 13 (11) |
| 19.1–20 | 23 (19) |
| Total | 122 (100) |

**Fig.1**: Melanoma uveal em 122 crianças
Melanoma uveal em crianças e adolescentes.
**Saudi J Ophthalmol 2013**

A incidência do melanoma uveal aumenta após a quarta década, e a idade média dos doentes que desenvolvem melanoma uveal tem aumentado gradualmente nos últimos 50 anos, sendo a idade média de diagnóstico do melanoma uveal de 59 a 62 anos [11,12,13] Num estudo recente das tendências epidemiológicas do melanoma uveal em 7043 doentes da base de dados SEER (The Surveillance, Epidemiology, Epidemiologia e Resultados Finais (SEER) de 1973 a 2009, a idade média ao diagnóstico aumentou entre 1973 (59 anos) e 2009 (62 anos) [13] Foi sugerido que esta tendência ascendente está relacionada com o aumento da esperança de vida e exames oftalmológicos frequentes [13] No entanto, estudos de países asiáticos indicam uma idade mais baixa ao diagnóstico, com uma idade média de 45 anos em populações chinesas, 46 anos em indianos asiáticos, 51 anos em taiwaneses, 55 em populações japonesas [14,15] Do mesmo modo, foi referida uma idade deapresentação mais jovem nos hispânicos, 52 anos, e nos negros, 54 anos [16,17].

A distribuição dos melanomas uveais segundo o sexo revela uma ligeira predominância masculina, da ordem dos 5% em média [18]; esta predominância pode dever-se a uma maior exposição a certos factores de risco ou a factores hormonais.

– **Corrida :**

Os melanomas uveais afectam principalmente a raça caucasiana; em indivíduos altamente pigmentados, a incidência é baixa. A análise da literatura mostra que os doentes melanodérmicos são menos afectados do que a raça caucasiana: apenas 10 doentes de raça africana aparecem entre 3586 casos tratados por melanoma no *Wills Eye Hospital* em Filadélfia entre 1974 e 1989, e apenas 8 dos 1527 doentes enucleados por melanoma no estudo COMS entre 1996 e 1998 (0.5%) eram afro-americanos, estas estimativas podem subestimar a verdadeira incidência de melanoma uveal em pessoas melanodermas, dada a dificuldade de acesso aos cuidados de saúde por parte da população afroamericana [19]. Os dados do continente africano mostram uma menor incidência de melanoma uveal na população indígena, 1 caso de melanoma entre 164 tumores oculares e orbitários tratados entre 1962 e 1992 na clínica oftalmológica do Congo-Kinshasa [20], na África do Sul, Miller et al. encontraram 1 caso de melanoma num doente indígena em comparação com 153 casos na população caucasiana durante o mesmo período de observação (1954-1978), com um rácio estimado de 1:80 [21], Malik e Sheikh no Sudão encontraram 6 casos de melanoma uveal entre 854 tumores do olho e anexos na parte árabe da população [22].

A incidência do melanoma uveal é baixa nos doentes com pigmentação intermédia: asiáticos, norte-africanos, latino-americanos e indo-americanos. Na China, na clínica de oftalmologia da primeira faculdade de medicina de Xangai, foram tratados 65 casos de melanoma entre 1956 e 1975,

A incidência também é baixa no Médio Oriente, como no Irão, no Afeganistão e na Índia[23].

Há uma diferença notável entre a incidência de melanoma em judeus de origem europeia ou americana (0,75 por 100.000 habitantes), judeus de origem africana (0,21-0,23 casos por 100.000 habitantes), judeus de origem asiática (0,16-0,28 casos por 100.000 habitantes) e não judeus (0,13-0,16 casos por 100.000 habitantes), uma diferença que pode estar ligada essencialmente ao grau de pigmentação da pele no mesmo grupo populacional.Os judeus nascidos em Israel tinham taxas mais baixas do que os judeus nascidos na Europa e na América na década de 1960, mas na década de 1980 a situação inverteu-se. Os resultados sugerem que as diferenças nas taxas entre grupos populacionais e ao longo do tempo são o resultado de factores constitucionais ou do efeito direto ou indireto da radiação solar, quer no início da vida, quer da exposição cumulativa [3]. O melanoma é também raro no Líbano [24] e em Marrocos.

Os dados da literatura sobre a incidência de melanomas uveais em diferentes grupos étnicos e raças mostram que a incidência é inversamente proporcional ao grau de pigmentação da pele e sugerem que os melanomas se desenvolvem numa idade mais jovem em pessoas melanodérmicas do que na população branca; estes resultados precisam de ser verificados e pensa-se que se devem a uma diferença na esperança de vida e, provavelmente, a factores genéticos individuais [3].

Harbour et al, numa série de 65 casos de melanoma uveal, encontraram uma associação inesperada entre a pigmentação escura da coroideia e o melanoma uveal posterior em doentes brancos com íris clara. De facto, o aumento da pigmentação da coroideia, devido a um aumento da densidade de melanócitos pigmentados da coroideia, não é protetor, mas pode de facto ser um fator de risco para o desenvolvimento de melanoma uveal posterior em doentes brancos [25].

–    **Factores socioeconómicos**: nenhum papel significativo.

**2.3.2.** – **Factores de risco constitucionais**: transformação essencialmente maligna dos nevos coroideus, papel da melanocitose ocular e oculo-palpebral, gravidez, hereditariedade e papel da cor da íris.

–    **Nevos** : Os nevos podem estar na origem de certos melanomas da íris, mas o seu papel na génese dos melanomas uveais continua a ser controverso. É difícil fornecer provas documentadas da génese de novo de um melanoma ou demonstrar a pré-existência de um nevo no local de um melanoma, no entanto, em raras ocasiões, pode ser observada uma neoformação em contacto com um melanoma, cuja forma ou aspeto corresponderia a um nevo (foto.1), ou alterações no PE (foto.2) que teriam coberto um nevo anteriormente [ 3].
A taxa anual de transformação maligna de um nevo coroidal foi estimada em 1 em 8845 na população branca americana [26].

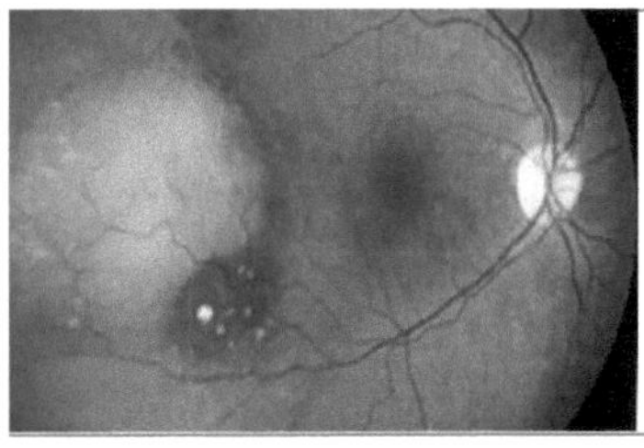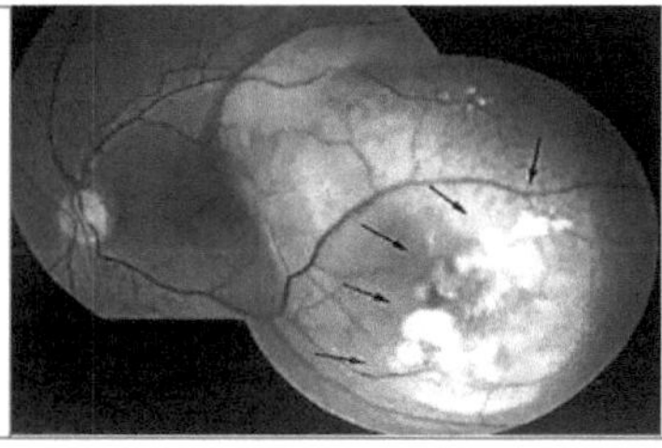

Foto.1: melanoma acromático em contacto com um nevo coberto por drusa [Tumeurs intraoculaires rapport SFO].

foto.2: Melanoma da coroideia composto por uma ilha distal de drusas coalescentes (setas) sugerindo a existência de um nevo neste local [Tumeurs intraoculaires rapport SFO].

–    **Melanocitose ocular e oculo-palpebral**: factores                    A melanocitose é a expressão clínica de um aumento do número de melanócitos em todas as túnicas oculares (foto 3) [3]. A melanocitose ocular é mais comum do que a melanocitose papular nos caucasianos, sendo a primeira mais frequente do que a segunda.

A segunda está associada ao melanoma da coroideia (9 casos em 77, em comparação com 1 caso em 19), segundo Jules François [melanose congénita benigna do olho]; Gonder et al, estimaram que as pessoas com melanocitose ocular tinham um risco 35 vezes maior de desenvolver melanoma uveal do que o resto da população, os melanomas resultantes de melanocitose setorial têm sempre origem na parte hiperpigmentada do globo, a estrutura histológica destes melanomas não apresenta qualquer particularidade [27] Uma exceção descrita por Blodi [28] que relata a              ocorrência de um melanoma numa pessoa com a melanocitose palpebral com melanoma uveal sem melanocitose ocular do olho homolateral [Reichert et al. melanoma desenvolvido em nevo OTA sem melanose ocular JFO 1996] [3]. Recomenda-se a monitorização anual do fundo do olho para as pessoas com melanocitose ocular e oculo-palpebral, particularmente para as que se encontram nos grupos etários em risco de desenvolver melanoma uveal.

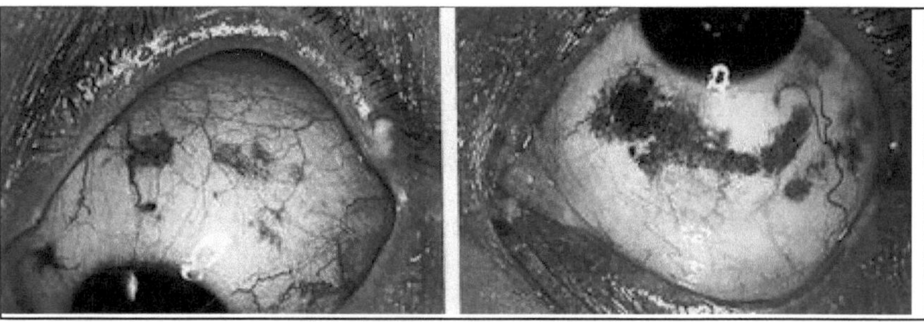

**Foto 3:** Melanocitose ocular [3].

– **Factores hormonais e o papel da gravidez**: Shields et al [29] relataram 16 casos de melanoma uveal diagnosticados em mulheres grávidas, sem encontrar quaisquer diferenças notáveis na histopatologia ou na sobrevivência das doentes em comparação com o grupo de mulheres não grávidas.

Os testes para a deteção de receptores de estrogénio e progesterona em melanomas oculares e melanomas metastáticos, realizados por vários grupos, revelaram-se negativos, o que implica que os melanomas uveais não respondem à estimulação hormonal estrogénica. [Seddon et al, 30]

Um outro mecanismo hormonal que pode estar implicado na incidência e no desenvolvimento do melanoma uveal é o da MSH (Melanocytic Stimulating Hormone), cujos níveis aumentam durante a gravidez, mas o seu papel na oncogénese dos melanomas cutâneos e uveais é ainda mal conhecido; esta hormona, que tem um efeito regulador nos melanócitos uveais normais, parece já não manter esse efeito nas células transformadas em melanoma. [31]

– **Factores hereditários :**

Existem fortes indícios de que os factores hereditários estão envolvidos no desenvolvimento do melanoma uveal. As formas familiares de melanoma uveal são extremamente raras (cerca de 1% dos melanomas uveais, ou seja, cerca de 5 casos familiares por ano em França). Até à data, a única predisposição conhecida para o melanoma uveal era uma alteração hereditária no gene *BAP1* - um gene supressor de tumores - que é responsável por uma proporção de casos familiares de melanoma uveal. [33]

A BAP1 (BRCA1-associated protein 1) é uma proteína nuclear codificada pelo gene supressor de tumores localizado no cromossoma 3p21.1. A síndrome de predisposição para tumores BAP1 é uma síndrome de cancro hereditário recentemente identificada. A mutação somática ou germinativa de BAP1 predispõe os doentes a desenvolver melanoma uveal, mesotelioma maligno, melanomas cutâneos, carcinoma basocelular e carcinoma de células renais[34]. [34] Esta mutação é transmitida de forma mendeliana, com 50% da descendência a herdar a mutação. Os tumores malignos que ocorrem em doentes com mutações germinativas BAP1 são menos agressivos em comparação com os doentes com os mesmos tipos de tumores que não têm esta mutação. Um exame de 507 amostras de sangue de doentes com melanoma uveal revelou 25 (5%) polimorfismos BAP1 e estão associados a tumores maiores e a taxas mais elevadas de envolvimento do corpo ciliar.

A equipa do Institut Curie comunicou recentemente uma série de casos associados a
taxas significativas de mutações tumorais ligadas à inativação do gene *MBD4* e que poderiam beneficiar de imunoterapia. O gene *MBD4* (*Methyl-CpG Binding Domain 4, DNA Glycosylase*) codifica uma enzima envolvida na reparação do ADN e parece atuar como um gene supressor de tumores. A sua inativação conduz à acumulação de um tipo de mutação muito específico, idêntico ao que ocorre durante o envelhecimento de um indivíduo ou de uma célula. Este estudo analisou mais de 1000 casos de doentes com melanoma uveal diagnosticados no Institut Curie. Para cada um deles, procuraram sistematicamente a presença ou ausência de mutações *MBD4* nas células sanguíneas, ou seja, no património hereditário do doente. Identificaram 8 mutações deletérias *MBD4* e mostraram que a inativação deste gene estava associada a uma taxa elevada de mutações nos tumores destes doentes, demonstrando que se trata de um novo gene que predispõe ao melanoma uveal.
As mutações germinativas no *MBD4* dão um risco relativo: um indivíduo portador de
com esta mutação têm 10 vezes mais probabilidades de desenvolver do que uma pessoa que não seja portadora da mutação. *Dito isto, o melanoma uveal é uma doença muito rara. É verdade que as pessoas têm 10 vezes mais probabilidades de o desenvolver, mas esta continua a ser uma probabilidade rara na vida de um indivíduo* [**33**].

No melanoma uveal metastático MBD4, a monossomia 3 está associada a um intervalo livre de metástases mais curto, em comparação com a dissomia 3, e não a uma taxa de recidiva mais elevada. [35]

—     **Coloração da íris, da pele e capacidade de se bronzear:**
Dez estudos (1732 casos) forneceram informações sobre a associação entre íris

claras (azuis e cinzentas) e escuras (castanhas) e a ocorrência de melanoma uveal. Nesta meta-análise, foi demonstrado que as íris claras estavam associadas a um risco 75% maior de desenvolver melanoma uveal, **Existem** duas explicações prováveis para esta associação: em primeiro lugar, os olhos com íris mais claras têm geralmente menos melanina na coroide e no epitélio pigmentar da retina, pelo que estão menos protegidos contra a luz UV. Em segundo lugar, as íris mais claras podem ser um fenótipo predisponente não relacionado com a quantidade de melanina. Infelizmente, este estudo não foi capaz de distinguir entre estas duas hipóteses. [36]

Com base em dados de cinco estudos (586 casos), a cor da pele clara foi um fator de risco estatisticamente significativo para o desenvolvimento de melanoma uveal. [36]

Seis estudos (1021 casos) forneceram informações sobre a associação entre a capacidade de um paciente se bronzear e o risco de desenvolver melanoma uveal. A capacidade de se bronzear foi um fator de risco estatisticamente significativo para o desenvolvimento de melanoma uveal. Claramente, o melanoma uveal é mais comum em pessoas que se queimam facilmente do que naquelas que se bronzeiam bem [36].

A localização preferencial dos melanomas da íris na metade inferior da íris, que está mais exposta aos raios UV, é um argumento a favor do papel desempenhado pelos factores ambientais [3].


### 2.3.3. – Factores de risco exógenos :
– **Exposição à luz solar :**
Vários estudos investigaram a associação específica entre a exposição à radiação ultravioleta e o desenvolvimento de melanoma uveal. [37,38] No entanto, a literatura publicada não implica inequivocamente a exposição solar como fator de risco para o melanoma uveal. [37,38] Shah *et al. apresentaram* uma meta-análise de todos os relatórios publicados e demonstraram que a exposição crónica à radiação ultravioleta, a exposição ocupacional ao sol, a exposição a actividades recreativas ao ar livre sob o sol e a latitude geográfica de nascimento desempenharam um papel minimamente significativo no desenvolvimento do melanoma uveal [37]. Um estudo realizado na Alemanha revelou que as pessoas com íris claras tinham um risco acrescido de melanoma se estivessem expostas à radiação ultravioleta [38]. [38] O Odds Ratio (OR) foi de 3,0 em certas profissões de risco, em particular capitães de navios, pescadores e marinheiros, que estavam sujeitos a uma exposição intensa aos raios UV devido à reverberação da superfície da água, enquanto não se registou qualquer aumento do OR nas profissões agrícolas. [39]


– **Exposição intermitente a UV artificiais :**

Alguns estudos sugerem que a exposição profissional a UV artificial é um fator de risco significativo para o desenvolvimento de melanoma uveal em soldadores de arco, OR 8,3 [39], [40]. Há cada vez mais provas que sugerem que a exposição à luz azul, relativamente à exposição a UV, pode influenciar a oncogénese e a progressão do melanoma uveal.
[41] Numa meta-análise de cinco estudos de caso-controlo, sugeriu-se que a cozinha profissional estava associada a um risco acrescido de melanoma uveal em homens e mulheres[42].

•**Exposição a determinados produtos químicos:** A exposição industrial a produtos químicos oncogénicos pode desempenhar um papel na patogénese do melanoma uveal. Por exemplo, foram notificados vários casos de cancro ocular entre os empregados da fábrica de produtos químicos Dupont-Belle West Virginia entre 1952 e 1978. No entanto, os epidemiologistas responsáveis por esta investigação não conseguiram determinar a causa destes numerosos casos [43].

# Capítulo III:
## Apresentação clínica do melanoma da coroide e do corpo ciliar :

De acordo com várias estimativas estatísticas, 80-90% dos melanomas oculares ocorrem na úvea posterior [44].

**3.1– Sintomatologia:** inespecífica mas por vezes sugestiva, a queixa mais frequente é a diminuição da acuidade visual (48,8%), quando o tumor é coroideu, esta diminuição da acuidade resulta da extensão da DSR para a região macular, de perturbações ambientais ou da invasão tumoral da mácula [3]
Quando o tumor está localizado no corpo ciliar, a deficiência visual está associada a astigmatismo do cristalino ou a opacidades sectoriais no cristalino [3].
A deficiência visual discreta é frequentemente descrita como um "véu" [3].
Cerca de 10 a 30% dos doentes referem fotopsia, escotomas, miodesopsia, metamorfopsia ou micropsia; cerca de 1 a 9% dos doentes referem xantopsia, dor, inflamação ocular, lacrimejo, oscilopsia ou perda de visão estereoscópica; a presença de vasos episclerais dilatados é referida por 9.Menos de 1% dos doentes queixam-se de diplopia monocular, fadiga visual, diminuição da sensibilidade à luz, perda da visão cromática, fotofobia, hipermetropia ou cegueira nocturna [44].
Cerca de 10% dos casos são assintomáticos, correspondendo geralmente a tumores pequenos ou médios localizados perto do equador, descobertos acidentalmente durante um exame de fundo de olho de rotina [44].
O melanoma anular do corpo ciliar é uma entidade rara (0,3%) de todos os melanomas uveais. O tumor estende-se circunferencialmente ao longo do corpo ciliar, frequentemente sem um componente nodular [45].

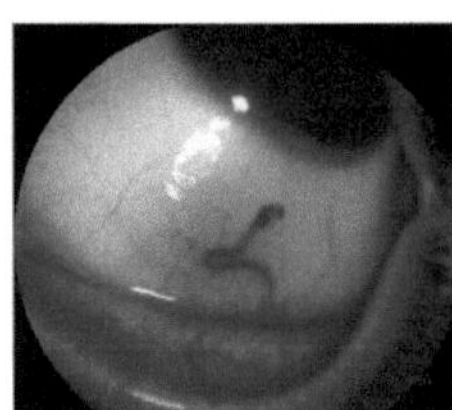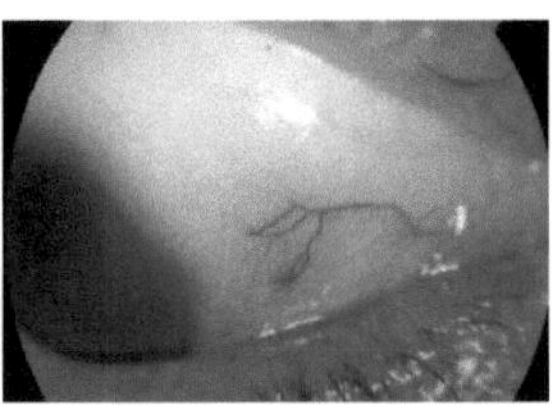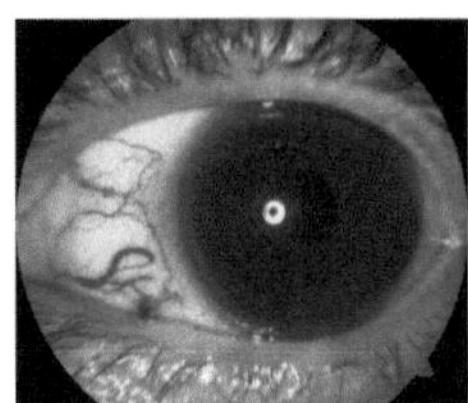

Foto 4: Fotografias da EA: (a) vaso episcleral dilatado no contexto de um melanoma do corpo ciliar, (b) vaso episcleral dilatado no contexto de um melanoma da coroideia, (c) vasos episclerais dilatados, com nódulo tumoral episcleral em relação com um melanoma da coroideia EHS ophthalmology Oran, Mesri.Kh

## 3.2. – Melanoma da coroide :

**3.2.1. – Pigmentação do melanoma:** o melanoma é geralmente cinzento ou castanho-esverdeado, mas pode variar de cor entre o castanho-escuro e o branco-creme. A pigmentação do tumor é por vezes heterogénea. O melanoma deve ser distinguido das metástases solitárias [44].

**3.2.2. – Tamanho e forma:** o crescimento axial do tumor é contido pela esclerótica, de modo que o tumor se projecta para a cavidade vítrea; os tumores pequenos e médios que ainda estão contidos por uma membrana de Bruch intacta têm a forma de cúpula (fig. 2 a); se a membrana de Bruch se romper no ápice do tumor, o melanoma terá a forma de cogumelo (fig. 2 b); se a membrana de Bruch se romper bordo do tumor, este desenvolve uma forma irregular e inclinada [44]; ao romper a membrana de Bruch, o melanoma pode invadir a retina e a cavidade vítrea, dando origem a uma entidade particular que é rara (0.4%) dos melanomas da coroideia, o melanoma de Knapp-Ronne, que se caractiza pela sua localização perto da papila, pela sua penetração precoce na retina sensorial com invasão do vítreo, a sua histologia é caracterizada por espaços cavernosos exsanguinolentos cheios de sangue e a sua manifestação frequente é a hemorragia vítrea maciça [46].

Numa revisão de 7256 casos de melanoma da coroideia, o diâmetro basal médio foi de 11,3 mm e a espessura média foi de 5,2 mm [11].

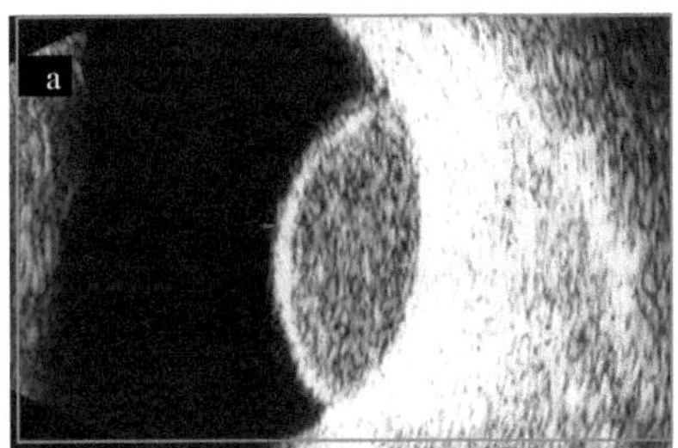
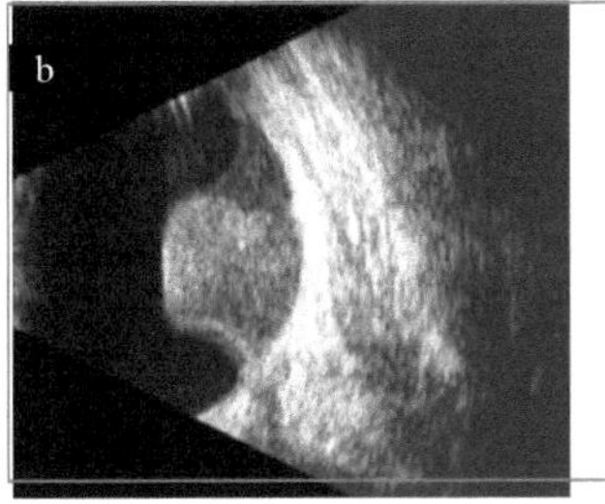

Fig. 2: (a) Melanoma ultrassonográfico em forma de cúpula, com 6 mm de espessura, (b) Melanoma em forma de cogumelo na ultrassonografia, (b) [44]

O melanoma difuso é uma entidade infiltrativa especial, plana ou ligeiramente elevada com crescimento principalmente horizontal, definida por Reese e Howard [48] como um tumor cuja área de superfície excede ¼ da área de superfície da coroideia e cuja espessura não excede 5 mm, com uma superfície irregular, pigmentação heterogénea e uma tendência para se estender extra-escleralmente, Alguns melanomas têm uma parte nodular e uma parte difusa, tendo o padrão de crescimento mudado durante o desenvolvimento (foto5) outros surgem de melanocitose setorial, cujas margens são difíceis de distinguir do resto da pigmentação (foto8) outra variante é o melanoma multi-nodular que surge de linhas celulares tumorais policlonais que se desenvolvem com diferentes tempos de duplicação (foto5)[44].

**Foto 5**: Padrões de crescimento dos melanomas uveais: **a**: melanoma difuso da coroideia, superfície irregular, pigmentação heterogénea, espessura máxima de 3 mm na ecografia de modo B, **b**: melanoma da coroideia com uma parte nodular e outra difusa, **c**: melanoma da coroideia temporal que se desenvolve numa melanocitose setorial, **d**: melanoma multinodular superior com DSR bolhoso [44

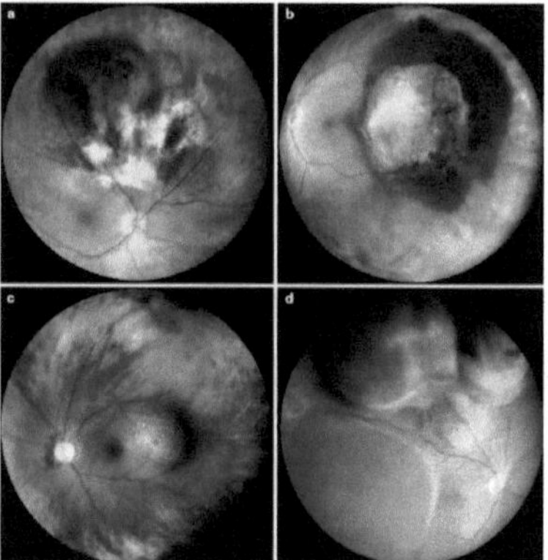

**3.2.3.** – **Variantes**: alguns melanomas distinguem-se por locais de crescimento específicos, o que lhes confere características clínicas típicas.

–      **Pequeno melanoma do pólo posterior:** Os principais factores de risco são a sintomatologia ocular, o edema da retina ou o líquido sub-retiniano [49] (foto6), a ausência de drusas, a presença de pigmentos alaranjados auto-fluorescentes [50] (foto6), a presença de pontos na angiografia fluoresceínica (foto9) e uma espessura superior a 2 mm na ecografia ou na EDI-OCT [51] o diagnóstico de melanoma é geralmente feito clinicamente com base no crescimento documentado durante a vigilância periódica [51].

–      **Melanoma peripapilar pequeno:** Quando a membrana de Bruch está intacta, um tumor nesta área pode por vezes circundar o disco ótico. À medida que o tumor aumenta de espessura, a membrana de Bruch pode romper-se no bordo do disco, dando origem a um nódulo tumoral que cobre o disco. Este tipo de tumor tem um aspeto semelhante ao melanocitoma papilar [44].

•**Melanomas multifocais e bilaterais:** são raros e foram registados num número limitado de casos [3].

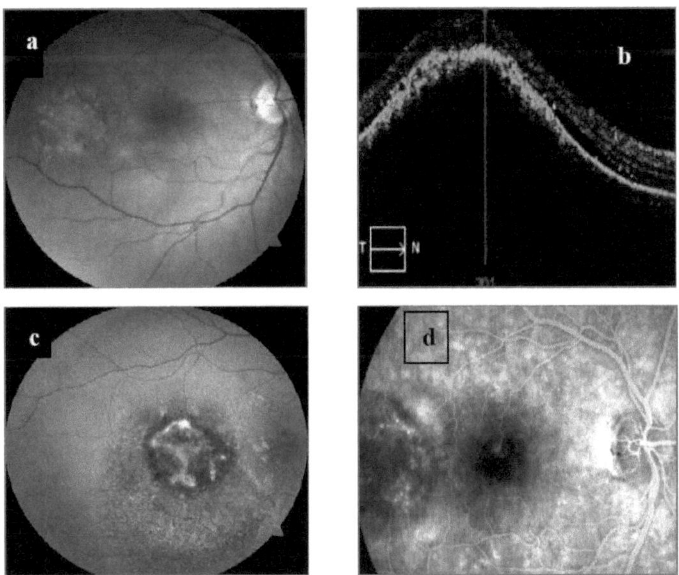

**Foto6:** (a) Pequeno melanoma do pólo posterior num homem caucasiano de 57 anos, (b) DSR, (c) pigmentos laranja auto-fluorescentes, (d) pontos angio-fluo. EHS oftalmologia Oran, Mesri.Kh

### 3.2.4. – Décol

**3.2.5. Descolamento da retina:** O melanoma da coroideia é quase sempre acompanhado de um descolamento exsudativo da retina. A presença de líquido sub-retiniano pode ser detectada o mais precocemente possível através da OCT [50]. Este espalha-se progressivamente da superfície do tumor para a periferia inferior e para a região macular. A superfície da retina é geralmente lisa, e o líquido sub-retiniano pode ser claro ou turvo [44].

Quanto mais extenso e crónico for o descolamento da retina, maior é o risco de isquémia e de telangiectasia, o que deve ser tido em conta durante o tratamento e o acompanhamento.

Em alguns casos, as células pigmentadas acumulam-se no líquido sub-retiniano, demarcando os bordos do descolamento da retina. Estas células são principalmente macrófagos carregados de pigmento, por vezes misturados com células tumorais. O melanoma associado a este tipo de complicação tem frequentemente um aspeto histológico epitelioide ou necrótico com fraca coesão celular. As células pigmentadas disseminadas também podem ser observadas na cavidade vítrea quando a retina é invadida ou quando o tumor está localizado rocorpo ciliar [44].

**3.2.6. – Pressão intraocular:** Aproximadamente 3% dos melanomas uveais estão associados a glaucoma secundário no momento do diagnóstico [82]. Os mecanismos geralmente responsáveis pelo aumento da pressão intraocular são a invasão tumoral do ângulo iridocorneano e a neovascularização da íris. Raramente, o glaucoma é secundário ao deslocamento anterior do bloco iridocristalino, devido ao grande volume e à localização anterior do tumor.
Os melanomas que invadem o corpo ciliar podem induzir uma diminuição relativa da pressão intraocular, provavelmente devido à perturbação da função do epitélio ciliar [44]

**3.2.7. – Reação inflamatória:** os melanomas muito grandes são frequentemente acompanhados por uma reação inflamatória moderada, cuja gravidade está correlacionada com a espessura do tumor, a extensão do descolamento exsudativo da retina e a presença de necrose, infiltração de leucócitos e hemorragia [53,54]. Em alguns casos, a reação inflamatória pode levar a sinéquias, resultando em bloqueio pupilar. Excecionalmente, a reação inflamatória pode assumir a forma de esclerite ou episclerite [55], endoftalmite [56] ou celulite orbitária [57].

**3.2.8. – Extensão extra-escleral :**
A esclerótica oferece uma resistência considerável à expansão destes tumores, mas é atravessada por canais que podem ser utilizados pelas células tumorais, Os melanomas do corpo ciliar propagam-se através das veias aquosas e das artérias ciliares anteriores, enquanto os melanomas da úvea posterior se propagam através dos canais esclerais das veias vorticosas e das artérias ciliares posteriores. Os nódulos exteriorizantes podem romper-se à medida que aumentam de volume e invadem a órbita (foto 7); os melanomas planos, grandes tumores compostos por células epitelióides, tumores altamente pigmentados, melanomas que infiltram a lâmina de Bruch, são os tumores que mais frequentemente se exteriorizam [58].
Um caso de extensão extra-escleral de um melanoma uveal após facoemulsificação foi descrito pela nossa equipa (foto 7), uma apresentação nunca antes descrita. No entanto, como qualquer exteriorização, constitui um fator de mau prognóstico favorecendo tanto o risco de metástases como de recidiva orbitária [58].

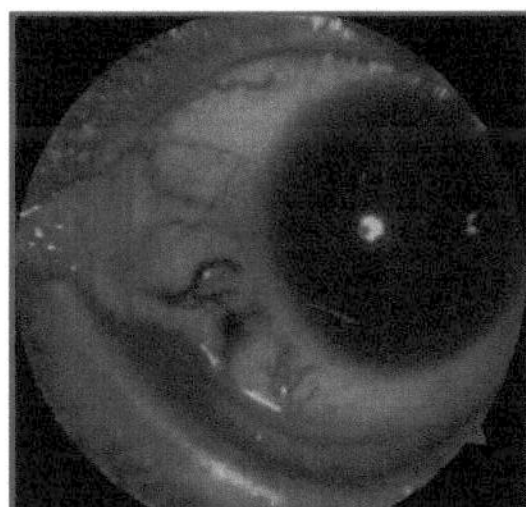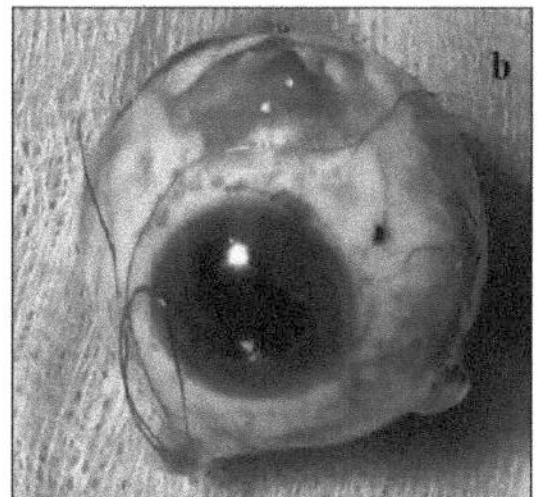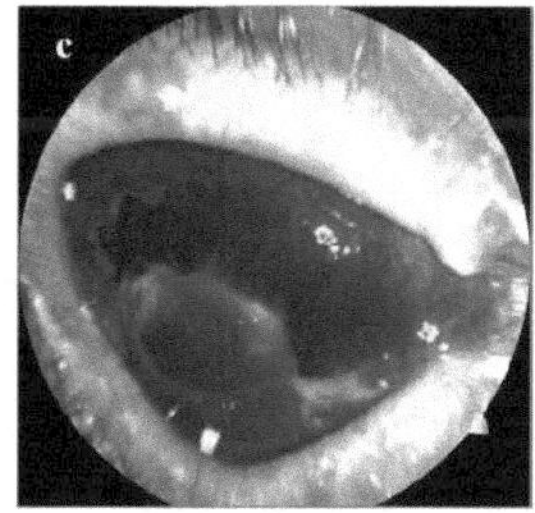

**Foto 7**: (a) nódulo de exteriorização, (b) imagem macroscópica de um nódulo de exteriorização episcleral, (c) exteriorização extra-escleral maciça de um melanoma uveal após facoemulsificação.
EHS oftalmologia Oran Mesri.Kh

**3.2.9. – Invasão do nervo ótico:** A invasão tumoral do disco ótico e do nervo ótico é rara. É geralmente secundária a um grande tumor peripapilar e está frequentemente associada a uma pressão intraocular elevada e à forma epitelioide ou necrótica do melanoma. No entanto, os tumores do corpo ciliar também podem levar à invasão do disco ótico e do nervo ótico devido à disseminação de células tumorais para a cavidade vítrea. Este tipo de extensão retino-invasiva, descrita por Kivelä e Summanen [59], foi relatada num número limitado de casos. A invasão do nervo ótico é geralmente limitada à parte do nervo próxima da parede escleral posterior [44]. A ausência de perceção da luz e um defeito pupilar aferente devem levantar a suspeita de invasão do nervo ótico por um tumor localizado em contacto com o disco ótico (Fig. 3) [44].

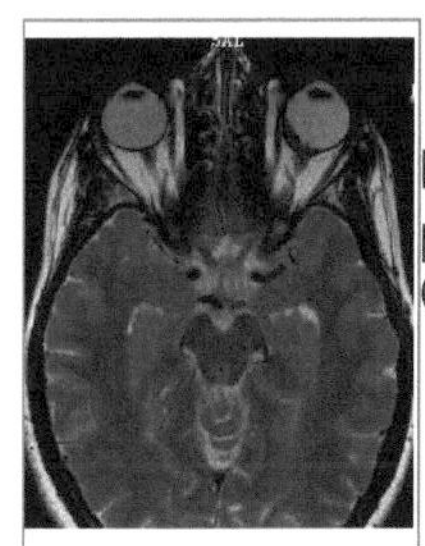

**Fig. 3**: Invasão do nervo ótico por um tumor peripapilar,
Oftalmologia EHS Oran

**3.3. – Melanoma do corpo ciliar:**
O melanoma do corpo ciliar pode ser circunscrito ou anular. O exame com lâmpada de fenda, a gonioscopia, a transiluminação e a ecografia de 20-50 MHz são utilizados para o detetar e orientar a conduta terapêutica [3].

**3.3.1. – Melanoma circunscrito do corpo ciliar:** tem uma forma nodular e, no momento do diagnóstico, é geralmente maior do que o melanoma da íris. Nas suas fases iniciais, este tumor está confinado ao corpo ciliar e é, por isso, assintomático. O melanoma do corpo ciliar é geralmente castanho, correspondendo à cor do epitélio pigmentar sobrejacente, exceto se este tiver sido invadido pelo tumor, caso em que a verdadeira cor do tumor se torna visível. Na US 20-50 MHz, a sua estrutura pode ser homogénea ou heterogénea e, por vezes, associada a quistos [44]

**3.3.1.1.** – **Crescimento:** Os melanomas do corpo ciliar geralmente deslocam-se em vez de se infiltrarem na raiz da íris e invadem a câmara anterior (foto 11), onde se tornam visíveis à gonioscopia. Podem semear

O melanoma pode espalhar-se por toda a câmara anterior, na superfície da íris e no ângulo iridocorneano, causando um aumento da pressão. Os melanomas podem também espalhar-se à volta do corpo ciliar de forma anular, e este padrão de crescimento deve ser excluído em todos os casos na US 20-50 MHz[44]

**3.3.1.2.** – **Complicações: Para** além do glaucoma, o melanoma do corpo ciliar comprime progressivamente o equador do cristalino à medida que este se torna mais espesso, provocando opacidades sectoriais e consequente perda de acuidade visual (foto 8). Em estádios mais avançados, a deformação do cristalino ocorre em doentes mais jovens, enquanto que em doentes mais velhos, com um cristalino
"mais rígida", a subluxação ou deslocação do cristalino é mais provável [44].

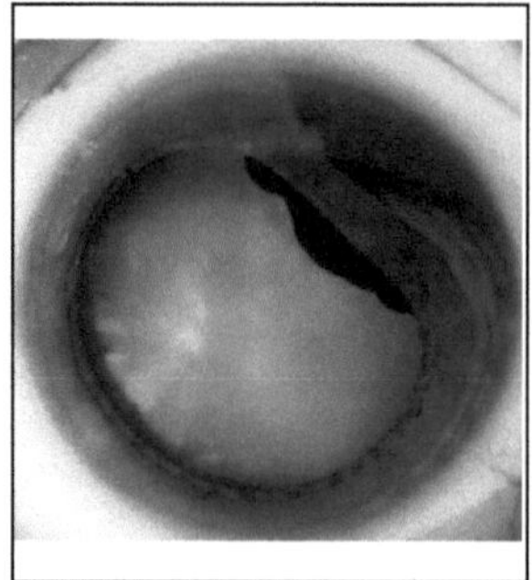

Foto 8: Melanoma do corpo ciliar deslocando-se e infiltrando a raiz da íris, invadindo a câmara anterior e causando uma catarata secundária [74].

**3.3.2. – Melanoma circunferencial do corpo ciliar:** o diagnóstico é geralmente efectuado após um crescimento considerável. Normalmente, estão envolvidos mais de 180° da circunferência do corpo ciliar e o crescimento anteroposterior é desproporcionalmente menor. Ocasionalmente, pode desenvolver-se como uma extensão secundária de um melanoma da coroideia anterior [44]. A presença de vasos sentinela, catarata setorial, glaucoma unilateral e iridociclite inexplicada deve levantar a suspeita de melanoma circunferencial do corpo ciliar [45]. É necessária uma avaliação pormenorizada com exame com lâmpada de fenda, gonioscopia, transiluminação e ultra-sons de 20-50 MHz para estabelecer o diagnóstico e orientar o tratamento mais adequado.

# Capítulo IV

## Exame clínico e métodos de diagnóstico dos melanomas uveais:–

**Anamnese: pessoal e familiar, todas as informações recolhidas são tidas em conta na abordagem diagnóstica e na escolha do tratamento [3].**

**4.1.** – **Exame ocular:** inclui inicialmente o exame do olho contralateral, o que é importante porque certas patologias e pseudotumores podem imitar o melanoma uveal. Em alguns casos, o estado do olho contralateral determina se o olho afetado deve ser tratado de forma radical ou conservadora, sendo o melanoma bilateral ainda muito raro, mas possível [3].
O exame oftalmológico inclui a medição da VA corrigida e não corrigida, biomicroscopia completa, tonometria, gonioscopia e exame do FO [3].
indireta                    binocular com              indentações            laterais
Damato.B propôs um método mnemónico MELANOMA para alertar o médico
p a r a  um tumor intraocular quando as pupilas não estão dilatadas.

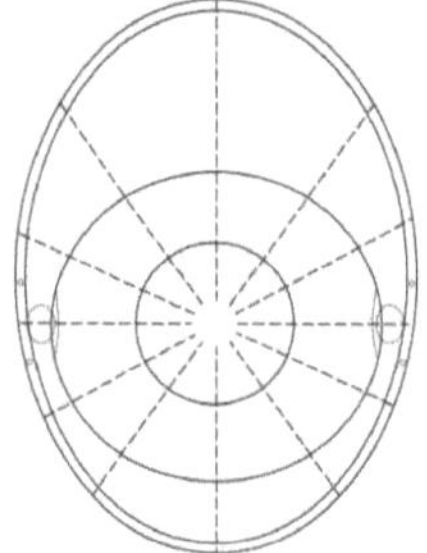

Sintomas ou sinais que indicam a presença de um tumor intraocular :
• **M** elanoma ou outro tumor visível externamente na íris ou na episclera
• **Fenómenos** visuais excêntricos, tais como fotopsia, flatos e perda de campo
• **L** anormalidades do sistema nervoso, como a catarata, astigmatismo e coloboma
• **Um** defeito pupilar diferente, causado principalmente por descolamento secundário da retina
• **Sem** correção ótica com óculos devido a desfocagem ou metamorfopsias
• **Hipertensão** ocular, especialmente se assimétrico
• **M** elanocitose, predispondo ao melanoma
• **Vasos** episclerais simétricos, indicando um tumor do corpo ciliar [74].

**Fig. 4**: Modelo para a comunicação dos resultados do exame utilizando uma lâmpada de fenestração

**4.2.** – **Exame geral:** indicado em todos os doentes com melanoma uveal, em busca de disseminação metastática, mesmo que apenas 1-3% dos doentes tenham metástases no momento do diagnóstico da doença.

tumor intraocular, e que os locais metastáticos só se tornam detectáveis após meses ou anos de tratamento do tumor. Recomenda-se a realização de um exame clínico geral, de uma dosagem de fosfatase alcalina sérica, de transaminase glutamo-oxaloacética sérica (GOT) e de transaminase glutamopirúvica sérica (GPT), devido à preponderância do envolvimento hepático, e de uma TAC (tóraco-abdomino-pélvica). Se os resultados forem positivos, a pesquisa de metástases deve ser alargada, podendo mesmo ser efectuada uma biópsia do local metastático para confirmar o diagnóstico [3].

### 4.3. – Angiografia com fluoresceína e verde de indocianina :

O aspeto angiográfico dos melanomas coroideus depende de vários parâmetros, nomeadamente do grau de pigmentação do tumor, da sua vascularização, da sua estrutura, do estado do epitélio pigmentar e da retina. O melanoma uveal apresenta um polimorfismo angiográfico.

Nos melanomas de pequenas e médias dimensões, existem alterações superficiais e alterações da angiostrutura do tumor, estando as alterações superficiais presentes nas sequências iniciais da angiografia fluoresceínica, alternando áreas hiperflurescentes, correspondentes a alterações do PE, e áreas hipofluorescentes, em escudo, correspondentes a pigmento alaranjado ou petéquias; nas sequências tardias, surge exsudação na superfície tumoral ou peri-tumoral [3].

Na superfície dos melanomas, nas sequências venosas tardias, são frequentemente observados pontos hiperfluorescentes, que podem estar à superfície ou em círculo à volta do tumor (foto 12) e cuja localização pode mudar ao longo do tempo. Histopatologicamente, os pontos podem corresponder a gotículas hialinas de glicolípidos-proteínas em contacto com a membrana de Bruch.

A angiografia fluoresceínica pode igualmente mostrar uma fratura em blow-out do PE e nódulos na superfície do tumor se a retina estiver infiltrada; o seu comportamento angiográfico depende do seu grau de pigmentação [3].

Tipicamente, o melanoma apresenta um aspeto de rede dupla nas imagens iniciais (tumores acromáticos) (foto 9), com impregnação não homogénea de fluoresceína nas imagens tardias com pontos. [3]

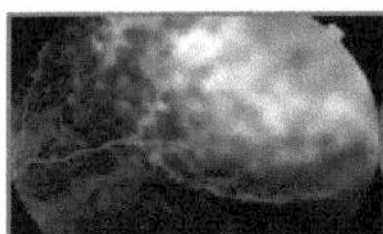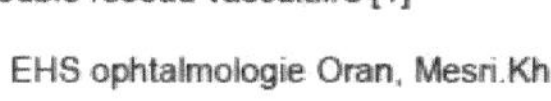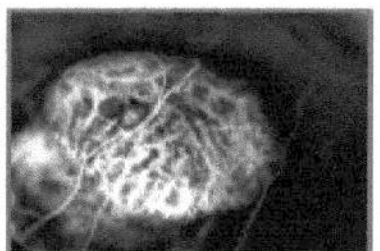

Photo 9: (a) séquences tardives d'angiographie à la fluorescéine avec pinpoints, EHS ophtalmologie Oran, Mesri.Kh

(b) volumineux mélanome de la choroide, aspect de double réseau vasculaire [1]

EHS ophtalmologie Oran, Mesri.Kh

(c) Aspect en double réseau aux temps précoces (tumeurs achromes) Shields Intraocular tumors Atlas 2015

A angiografia com verde de indocianina é utilizada para estudar a vascularização tumoral e peritumoral, as alterações da superfície tumoral, o aparecimento de exsudação e a difusão peritumoral, O sistema vascular intra-tumoral caracteriza-se pela sua tortuosidade, irregularidade e tendência para a exsudação (foto 10). A dilatação do sistema de drenagem tumoral, que se estende até à ampola da vorticose, é mais frequentemente observada na ICG em melanomas de pequenas e médias dimensões. A ICG é particularmente útil em casos de dúvida diagnóstica com hemangiomas (foto 10) [3].

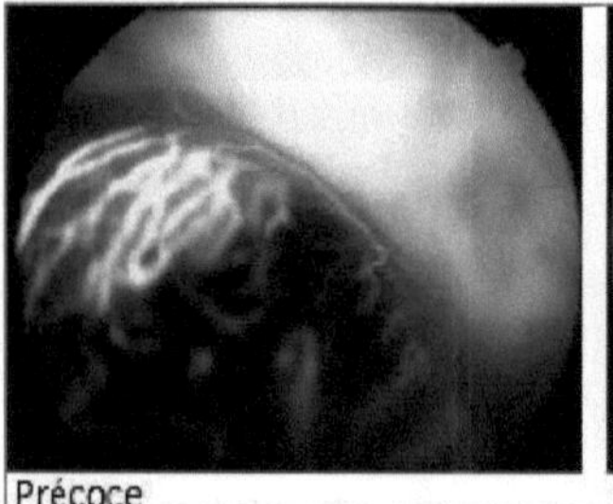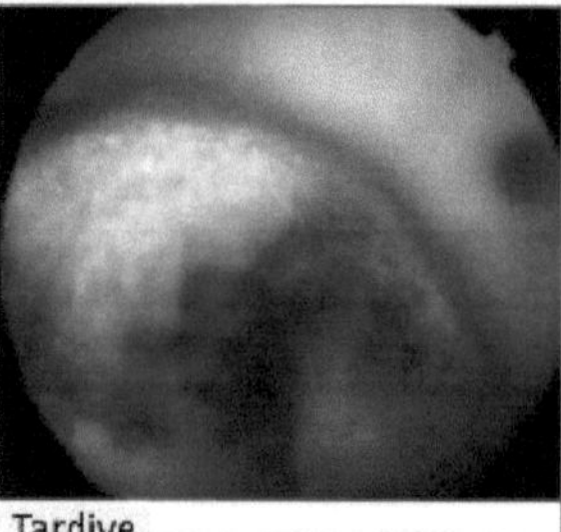

Précoce                                    Tardive

**Photo 10 :** Comparaison entre l'angio ICG du mélanome versus hémangiome,
a) Vascularisation tumorale bien visible (tumeurs achromes)
Précoce: surface tumorale hypocyanescente
Tardive: hypercyanescence modérée Shields Atlas 3rd Ed

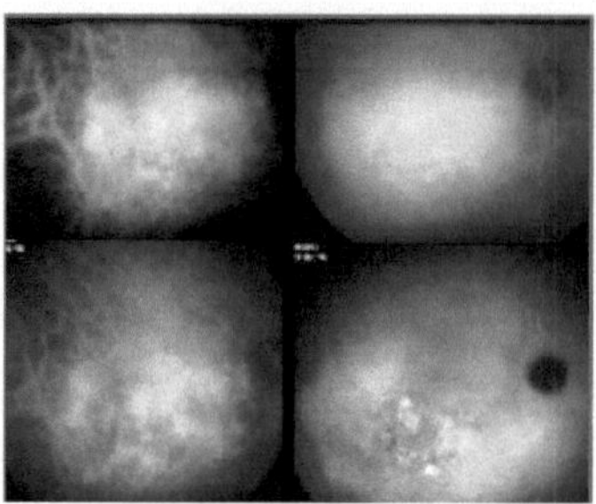

b) Remplissage précoce avec
vaisseaux nourriciers visibles,
accentuation de la
fluorescence, décroissance tardive
(Wash out), persistance possible de
points
fluorescents qui peuvent
correspondre à la coloration
de cavités tumorales [HEMANGIOME
CHOROIDIEN
Margaret STERKERS]

No descolamento secundário da retina, a indocianina verde impregna
a LSR e marca os seus bordos, a fluoresceína forma uma coroa brilhante com limites indistintos. [3]

A epiteliopatia gravitacional pode acompanhar os melanomas; pode ser cicatricial ou ativa, a primeira tendendo a dar hiperfluorescência precoce sem difusão na angiografia fluoresceínica e hipocianescência nas sequências tardias                                                              na ICG, a última dando

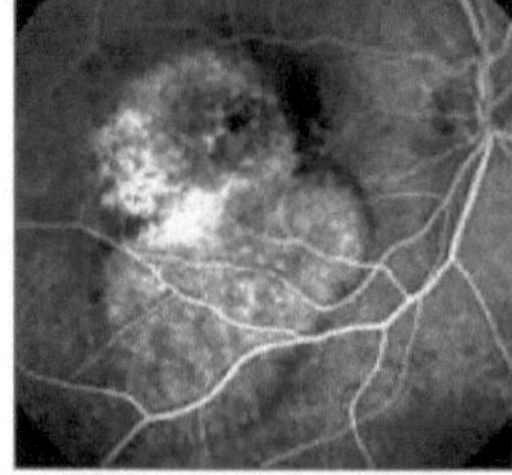

**Photo 11 :** Image fluoroangiographique d'une épithéliopathie gravitationnelle, plage ovalaire qui comprend des altérations de type cicatriciel de l'EP, en dessous et à cheval sur la marge tumorale [3]

hiperfluorescência tardia em ambos os exames (foto 11) [3].

– 4.5. – **Ultrassonografia:** a ultrassonografia é o exame complementar mais útil para o diagnóstico dos melanomas da coroideia e do corpo ciliar, nomeadamente em caso de perturbações ambientais. Permite estudar a forma e o tamanho do tumor, analisar a ecoestrutura do tumor e avaliar a integridade da parede escleral. As técnicas de ultrassonografia transvitreal A e B são utilizadas para os melanomas da úvea posterior e a ultrassonografia B de imersão de alta ou média frequência para os melanomas do corpo ciliar [3].

– **Ultrassonografia A:** útil para tumores com mais de 2-3 mm de espessura.

Uma caraterística do melanoma da coroideia é um pico inicial proeminente, seguido de uma baixa refletividade entre 10% e 60% do pico escleral. A atenuação de um melanoma é significativa, com um ângulo kappa superior a 45° (Fig.5). Os melanomas são também tumores ricamente vascularizados, o que se reflecte em oscilações rápidas dos espaços entre dois picos no modo A (em

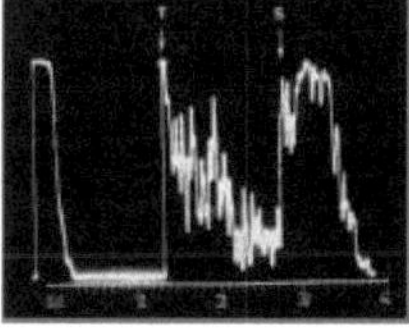

Fig. 5 : Mesure de l'angle kappa en écho A d'un mélanome de la choroide.
T : écho d'entrée tumorale. S : écho bifide de la sclérotique. T-S : volume tumoral avec réflectivité moyenne et irrégulière [3]

80% dos casos) e na presença de vasos na ecografia Doppler a cores (em mais de 95% dos casos) [60].

– **Ecografia B:** é utilizada para ajudar a estabelecer o diagnóstico, para avaliar uma possível extensão extraocular (Fig. 6), para estimar o tamanho do tumor para observação periódica [61].

Para as medições biométricas (espessura do tumor e diâmetro basal maior), é efectuada uma secção ao longo do meridiano mais longo do tumor, o que permite medir o seu diâmetro longitudinal e a sua espessura, e depois é efectuada uma secção ortogonal a este meridiano, o que permite medir o seu diâmetro transversal. É útil efetuar três medições concordantes e indicar a média de cada valor (com um desvio padrão inferior a 0,10) e o valor máximo. Relativamente à espessura, deve ser medida a espessura do tumor propriamente dito, sem ter em conta a retina ou a esclerótica. Este facto deve ser claramente indicado no relatório. Relativamente ao diâmetro longitudinal de um tumor periférico, é por vezes difícil, se não impossível, visualizar a parte mais periférica da massa, mesmo que esta seja grande, sobretudo ao longo de 6 e 12 horas. A ecoestrutura do melanoma uveal é homogénea, nunca havendo calcificação, escavação do tecido uveal subjacente, o que corresponde à substituição da coroide normal, bastante ecogénica, por tecido tumoral hipoecogénico, sombreando os tecidos moles subjacentes (Fig.6) [60,61].

A biomicroscopia por ultra-sons (UBM) oferece as seguintes vantagens: Oferece uma excelente resolução para anomalias do segmento anterior, em particular melanomas do corpo ciliar (Fig.7)
–      Pode diferenciar os melanomas da coroideia muito anteriores dos melanomas de origem ciliar [61].

Este exame é altamente dependente do operador e requer formação para garantir que os exames são de qualidade suficiente para o diagnóstico e o acompanhamento do doente.

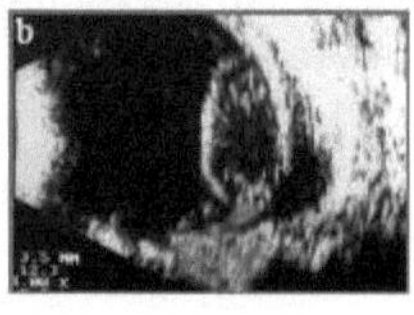
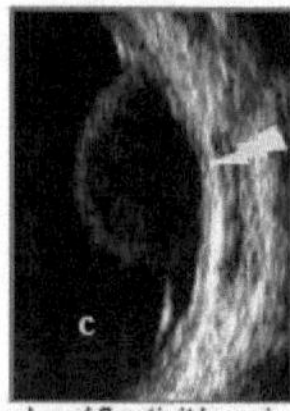
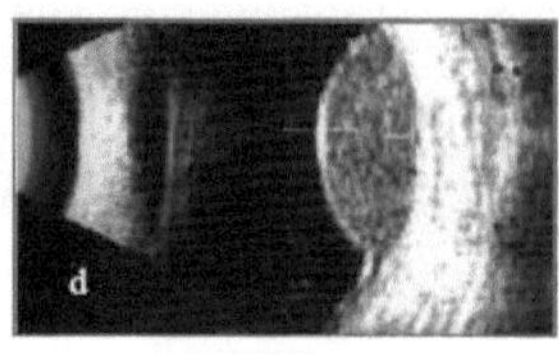

**Fig.6 :** b : extension extra sclérale, réflectivité moins élevée que la graisse orbitaire [3], c : mélanome de la choroide, en dôme, avec excavation choroïdienne. O. BERGES, Fondation Rothschild, d : mélanome de la choroide, en dôme, ombre portée soulignée par les pointillés violets. Extrait Clinical echography of the eye and orbit, Ad M. Verbeek.

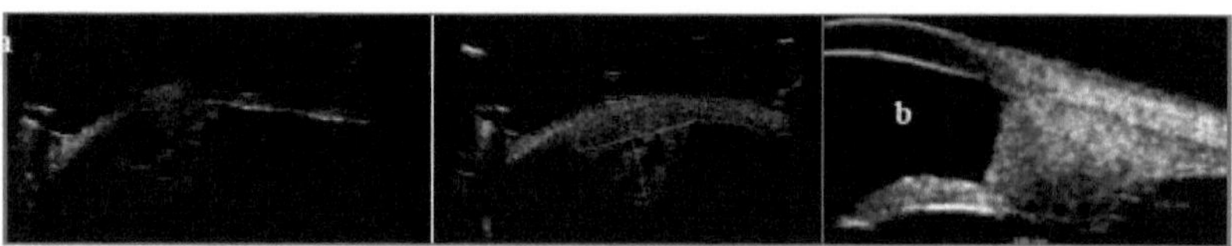

**Fig. 7 :** a. Tumeur du corps ciliaire avec espaces kystiques clairement définis par échographie. Images courtesy of Bertil Damato, PhD, FRCOphth, University of California, San Francisco 2013. b. aspect UBM d'un mélanome du corps ciliaire, images Alexandre Matet (institut Curie2019)|

## 4.4.  – Tomografia de coerência ótica (OCT) :
A contribuição diagnóstica da OCT no melanoma da coroideia é limitada aos melanomas de pequena espessura e de localização posterior, sendo este tipo de lesão o que coloca mais problemas de diagnóstico diferencial. Os principais sinais que podem ser estudados com a OCT são :
–      Espessura máxima do tumor,
–      Rutura da membrana de Bruch ;
–      A presença de pigmentos cor de laranja ;

–    Descolamento seroso do neuroepitélio.

–    A OCT atual apenas permite uma análise limitada da massa, devido à penetração insuficiente do feixe ao nível da coroideia e à absorção do sinal ótico na superfície do melanoma [62] (Fig.8).

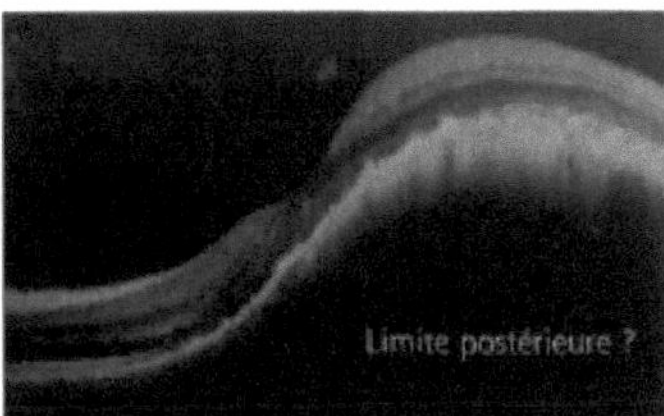

Fig.8: Coupe OCT ne permettant pas de déterminer l'épaisseur de la lésion, en raison de l'ombrage postérieur lié à la réflectivité du mélanome [62]

A OCT no modo EDI (enhanced depth imaging spectral-domain) pode ser utilizada para medir melanomas até 3 mm de espessura com maior precisão do que os ultra-sons [63] (Fig.9).

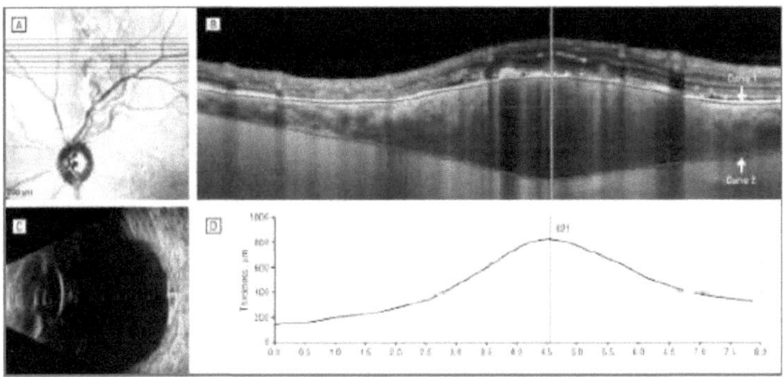

Fig.9: Évaluation d'un petit mélanome choroïdien par EDI-OCT et par échographie. A : photographie infrarouge montrant 7 vecteurs d'une image EDI-OCT passant à travers un mélanome choroïdien juxta papillaire. B : mesure l'épaisseur de la tumeur choroïdienne avec curve 1 le long du bord interne du mélanome et avec la curve 2 le long du bord externe du mélanome. C : Mesure de l'épaisseur du mélanome choroïdien de l'apex à la base de la lésion par échographie (trait jaune). D : mesure de l'épaisseur choroïdienne maximale à l'OCT entre curve1 et 2 [63].

A OCT pode ser muito útil no caso de rutura da membrana de Bruch, que é um sinal patognomónico dos melanomas

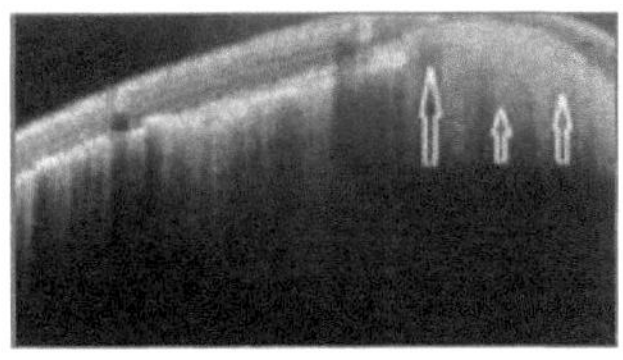

Fig. 10 : Hernie tumorale au travers de la membrane de Bruch d'une tumeur achrome [62]

da coroide, embora seja raro em lesões finas. A OCT permite um diagnóstico muito precoce, mais rápido do que a ecografia (Fig.10).

A presença de pigmento laranja na superfície de uma lesão tumoral é um importante fator de prognóstico no melanoma, Shields et al [63] salientam a sua presença mais frequente no melanoma do que nos nevos (95% versus 45%), para Sayanagi et al. (61% versus 11%) [49], o pigmento alaranjado é melhor

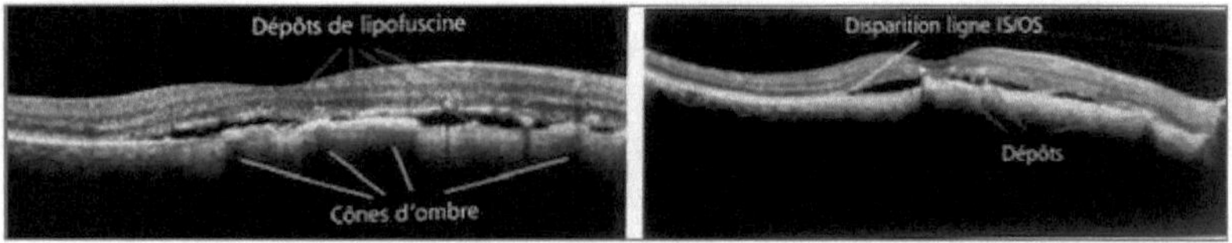

Fig.11 : mélanome plan du pôle postérieur. OCT (a, b) montre des dépôts de lipofuscine, des altérations de l'EP [62].

individualizado em SD-OCT do que em TD-OCT, aparecendo sob a forma de nódulos ou placas na superfície do EP com o qual parece ser contínuo, a presença destes depósitos leva à absorção do sinal dando lugar a uma sombra sobre a coroide subjacente, com desaparecimento da linha elipsoide, na sua superfície, e na superfície do tumor [49, 62] (Fig.11)

O descolamento seroso do neuroepitélio (DSNE), mesmo que muito discreto, aumenta o risco de metástases [11], e está mais frequentemente presente em pequenos melanomas do que em nevos (92% versus 16%) [63].

Shields et al [11] descreveram, no âmbito da DSNE, uma caraterística morfológica particular dos fotorreceptores denominada *shaggy photoreceptors,* pontos hiper-reflectores na superfície externa da retina levantados pela DSNE, sobrepondo-se a certos melanomas, pontos mais ou menos alongados, por vezes em balão (Fig.12) presentes em 49% dos melanomas, em comparação com nenhum caso encontrado nos nevos [63].

Histologicamente, *os fotorreceptores shaggy* são proliferações de macrófagos aderentes à superfície posterior da retina, contendo grânulos de melanina provenientes do PE da retina [64]. Pensa-se que estas lesões existem na coriorretinite serosa central, nos hemangiomas da coroide e nas metástases, mas a sua presença em lesões melanocíticas suspeitas é quase patognomónica para o diagnóstico de melanoma [62].

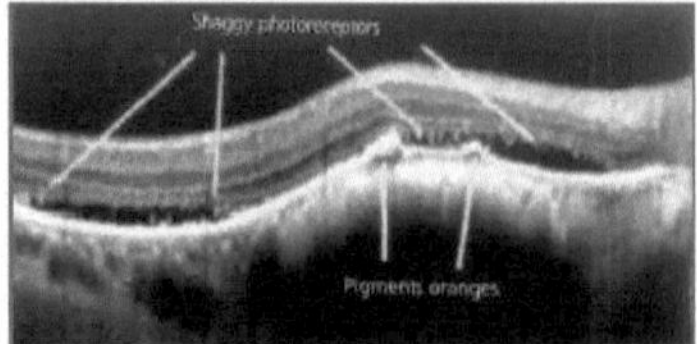

Fig.12 : liquide sous rétinien, shaggy photoreceptors, pigments orange [62]

A refletividade da parte anterior da coroideia, imediatamente atrás do EP e à frente do melanoma da coroideia, é variável e não homogénea, dependendo do doente [65], mas parece que, nos melanomas, esta banda é hiper-reflectiva, fina ou mesmo ausente, com uma elevada absorção do sinal ótico [62] (Fig. 13). As imagens obtidas pelo OCT A são semelhantes às obtidas pela angiografia com ICG nos melanomas acromáticos, ou seja, uma vascularização tumoral anárquica. Trata-se de imagens superficiais, devido à rápida absorção do sinal ótico, pelo que este exame não permite uma análise aprofundada do tumor. [62] (Fig. 14)

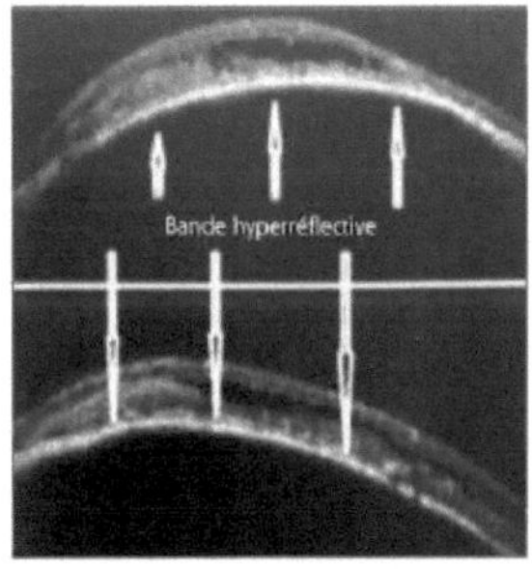

Fig.13 : mélanome avec bande hyper-réflective étroite voire absente [62]

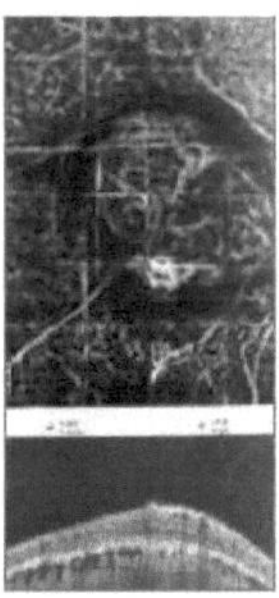

Fig. 14 : OCT-A d'un mélanome choroïdien achrome montrant une vascularisation intra-tumorale semblable à celle mise en évidence en angio ICG [62]

A densidade da vascularização do coriocapilar entre o tumor e o complexo membranar PE-Bruch é menor, com zonas de hipodensidade. É possível que estas alterações correspondam à hiper-refletividade observada na OCT e descrita anteriormente, e que possam ser devidas ao facto de o melanoma desorganizar completamente esta parte do coriocapilar ao ponto de o fazer desaparecer **[62] (Fig.** 15**).**

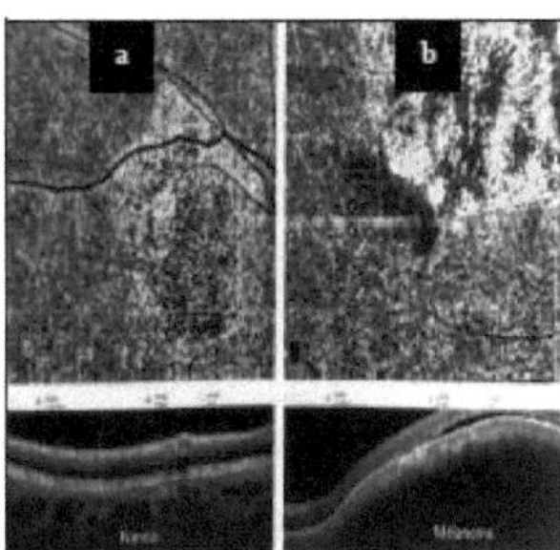

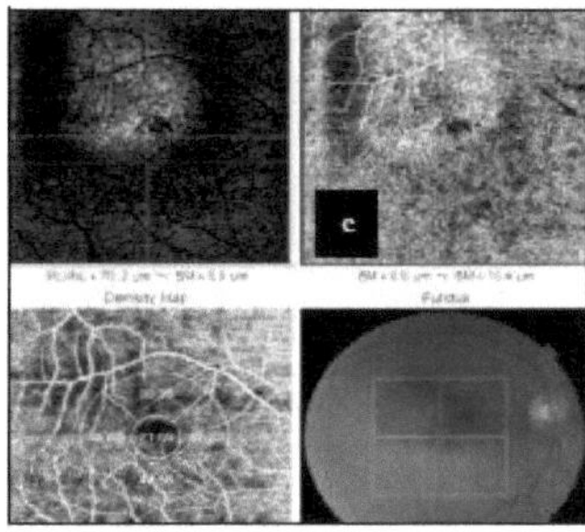

Fig. 15: la densité de la chorio-capillaire supra tumorale est normale dans un cas de nævus choroïdien (a, c) mais amoindrie, avec des espaces morts, dans un cas de mélanome choroïdien (b) **[64]**, (c) EHS Ophtalmologie d'Oran Mesri.S

**4.5.** – **Ultrassonografia Doppler: este** exame identifica e localiza os vasos de grande calibre presentes no tumor e estima a velocidade e a direção da circulação [3]. O melanoma uveal caracteriza-se por um fluxo sanguíneo máximo mais elevado na artéria central da retina e nas artérias ciliares curtas posteriores [66] (Fig. 16,17).

Após a radioterapia, verifica-se uma diminuição do fluxo sanguíneo e um aumento da resistência vascular na artéria central da retina e nas artérias ciliares curtas posteriores [66] (Fig. 18).

Para além da superioridade qualitativa da CED na avaliação da natureza vascular dos melanomas da coroideia, o modo pulsado permite uma abordagem quantitativa, com três estádios, que parecem estar correlacionados com o risco de metástases, independentemente do perfil genético do tumor. A ausência de fluxo Doppler num melanoma pode ser explicada por uma hemorragia intra-tumoral maciça (por exemplo, em caso de trombose de uma veia vorticosa) ou em caso de hipertonia ocular superior a 40 mm Hg, ou à distância de um tratamento conservador eficaz [60].

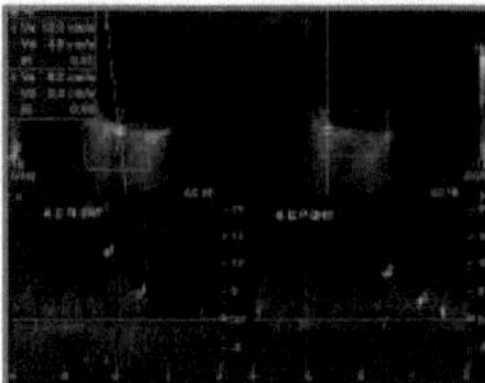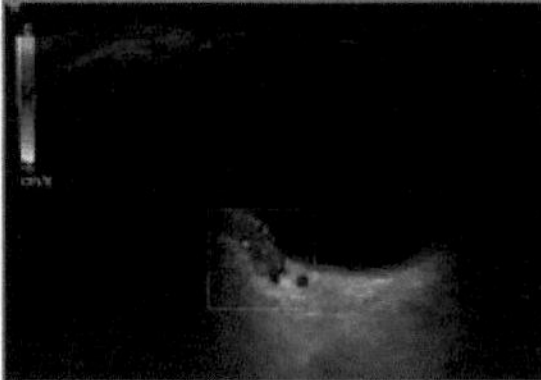

Fig. 16 : Echodoppler couleur d'un mélanome du pôle postérieur, débit sanguin augmenté au niveau de l'artère centrale de la rétine et des artères ciliaires courtes postérieures, respectivement 12 cm/s et 8.2 cm/s
Mesri.Kh, Bounoua.C

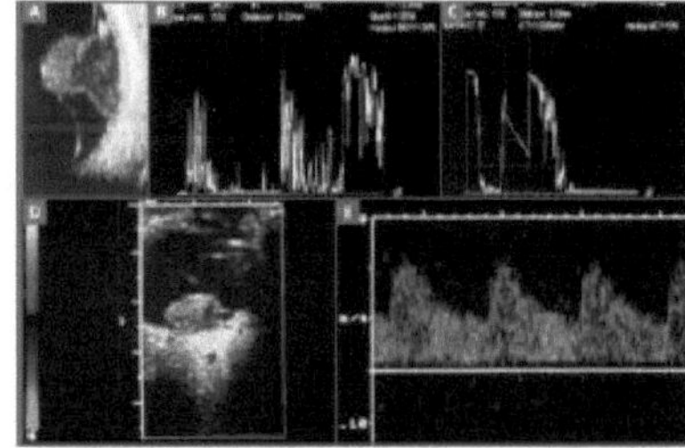

Fig. 17: Mélanome malin de la choroïde. A: Mode B, masse en bouton de col, la tête apparaissant très échogène et la base, en arrière de la lame de Bruch, hypoéchogène. L'excavation choroïdienne est nette. La lésion est entourée d'un petit décollement de rétine satellite. B: Mode A standardisé à gain standard. La réflectivité tumorale globale est faible: 38 % du pic scléral en quantification I. L'atténuation est déjà perceptible. C: Mode A standardisé avec une hauteur des pics à 50 %. L'atténuation du faisceau ultrasonore par la masse est évidente et quantifiable : angle kappa = 58°. D et E : EDC modes couleur (D) et pulsé (E). La masse parapapillaire présente une riche vascularisation arborescente artérielle, codée en rouge, provenant des artères ciliaires courtes postérieures au pôle tumoral situé près du nerf optique et des veines, codées en bleu, au pôle opposé. En mode pulsé, les flux sont rapides avec une vitesse systolique maximale de 18 cm/s [60]

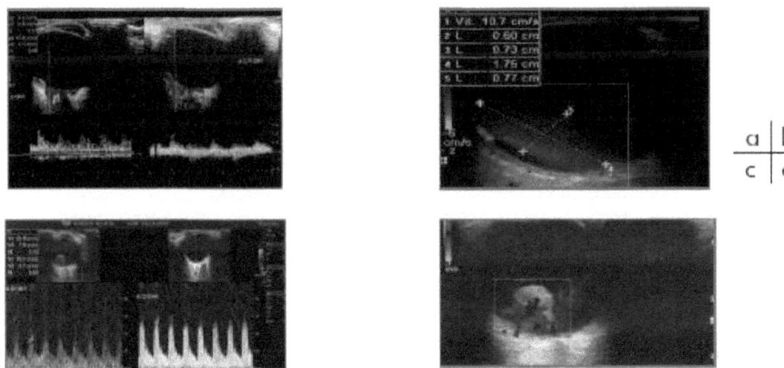

Fig.18 : a) MMC du pôle postérieur, en mode pulsé vitesse systolique maximale à 17.8 cm/s, b) mélanome malin de la choroide, avasculaire à l'Echodoppler après protonthérapie, c) en mode pulsé vitesse systolique maximale à 16.1 cm/s. d) MMC. EDC modes couleur. Mesri. Kh., Bounoua.

**4.6. – MRI:** A ressonância magnética pode ajudar no diagnóstico de melanomas, em meios claros ou opacos, e pode ajudar a detetar a extensão extra-escleral do tumor ou a invasão tumoral maciça do nervo ótico [3].

As imagens de RM do melanoma estão essencialmente ligadas às características paramagnéticas da melanina, ou seja, um sinal hiperintenso em T1 em comparação com o vítreo, hipointenso em T2, com realce baixo a médio em T1 após injeção de contraste paramagnético (gadolínio DTPA) (Fig. 19,20). No entanto, o diagnóstico de melanoma não pode ser excluído numa imagem de RM atípica [3].

Os actuais protocolos clínicos de RM não estão optimizados para a MU e T.A. Ferreira et al [67] desenvolveram um dispositivo adequado para caraterizar lesões e avaliar a extensão local. As sequências isotrópicas 3D Turbo-Spin Echo (TSE) são mais adequadas para medições geométricas precisas do tumor, permitindo o planeamento da gestão terapêutica. As imagens ponderadas em difusão e em perfusão ajudam a diferenciar as lesões malignas das benignas e fornecem medições quantitativas da hemodinâmica e da celularidade do tumor, permitindo a previsão e a avaliação dos resultados do tratamento.

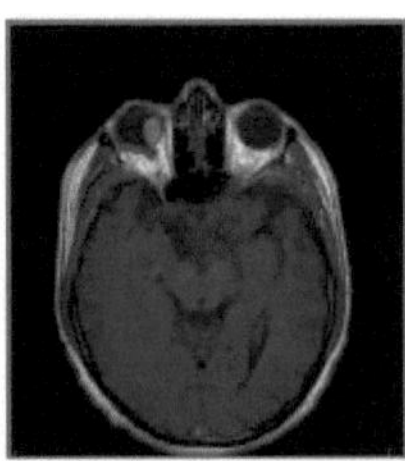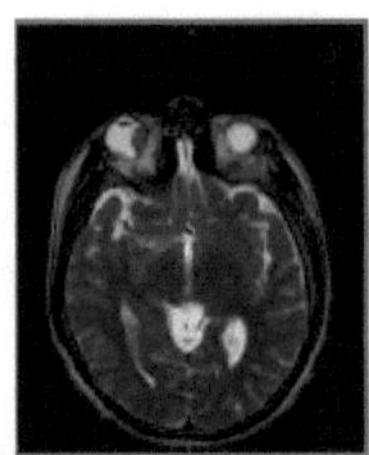



Fig. 19: Mélanome malin de la choroide de l'OD, a : signal hyper-intense en T1, b : signal hypo-intense en T2, A.Idder et al.

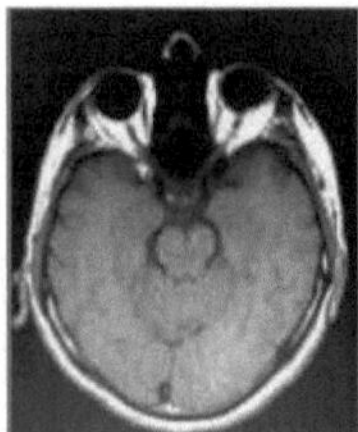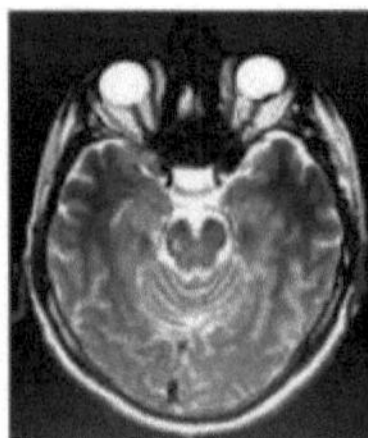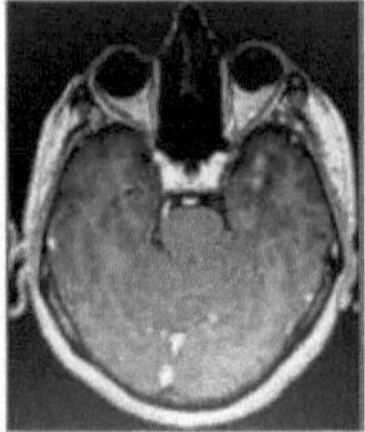

Fig. 20: Mélanome malin de la choroïde de l'OD, a : signal hyper-intense en T1, b : signal hypo-intense en T2, c rehaussement modéré après injection de gadolinium. Mesri. Kh

## 4.7. – Transiluminação :

A transiluminação pode ser utilizada para detetar ou localizar as margens do tumor. Em geral, os tumores pigmentados e as hemorragias intra-oculares bloqueiam a transmissão da luz. Nem todos os tumores pigmentados são melanomas e, inversamente, nem todos os melanomas são pigmentados (Fig. 21).

Várias técnicas de transiluminação :

– Transpupilar, colocando a fonte de luz sobre a córnea. Deve ter-se o cuidado de não sobrestimar a extensão posterior devido à sombra projectada por um tumor demasiado espesso.

– Trans-ocular, com um transiluminador colocado perpendicularmente ao globo, diametralmente oposto ao tumor, menos prático mas mais exato do que o trans-pupilar.

– Trans-escleral, com a fonte de luz na esclerótica sobrepondo-se ao tumor. Isto apenas determina se o tumor está ou não a transmitir luz.

A transiluminação é também útil para identificar a necrose escleral e atrofia da íris [44]

30

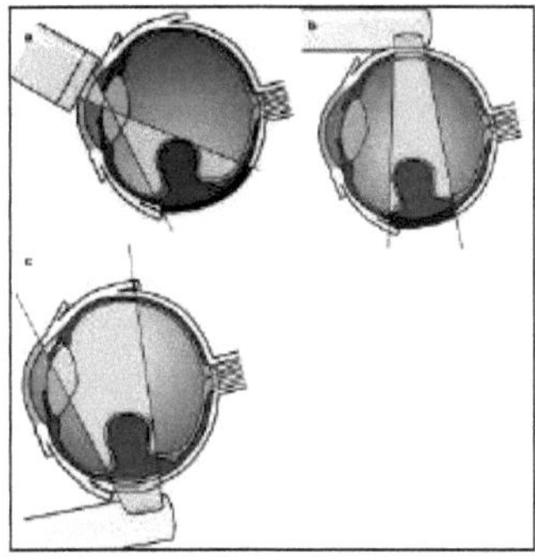

Fig. 21 : Techniques de transillumination. Extension tumorale évaluée par transillumination trans-pupillaire (a), transillumination trans-oculaire (b) et trans-sclérale (c). Notez l'exagération de l'extension postérieure de la tumeur avec transillumination transpupillaire [44]

Capítulo V :
**Resultados**

**Realizámos um estudo prospetivo descritivo no hospital oftalmológico de Oran (EHS) durante um período de 18 anos (2001-2018).**
Os dados recolhidos dizem respeito aos pacientes tratados nos dois serviços de oftalmologia A e B (clínica Hammou Boutlélis e clínica Front de mer).


**1.    Caractéristiques Epidemiologia da população estudada:**
**1.1.    Répartition idade por género:**
A idade dos doentes aquando do diagnóstico variou entre E=68 [17· 85] anos. A idade média foi de 53,7 ± 3,4 anos, com uma mediana de 54 anos.
A faixa etária modal é [50· 59], correspondendo a uma frequência de 30,2%.
O rácio global entre os sexos foi de 0,9, o que revela uma ligeira predominância feminina. Ou seja, por cada 100 mulheres, havia 90 homens, exceto nos grupos etários 30· 39 e 40· 49, onde a relação foi de 0,5 (Fig. 22).

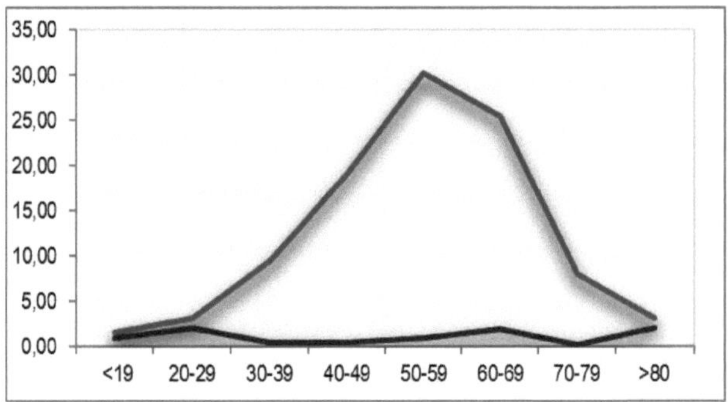


**Fig. 22:** Distribuição da população por idade e rácio entre os sexos Hospital oftalmológico de Oran 2001· 2018

**1.2.    Etude fototipo (cor da pele):**

**Na nossa série, 50 doentes (79,3%) eram de pele clara, 7 eram de pele mate (11,1%), 4 eram de pele muito clara (6,3%), 1 era castanho escuro (1,6%) e apenas 1 (1,6%) era melanodérmico (Fig. 23).**

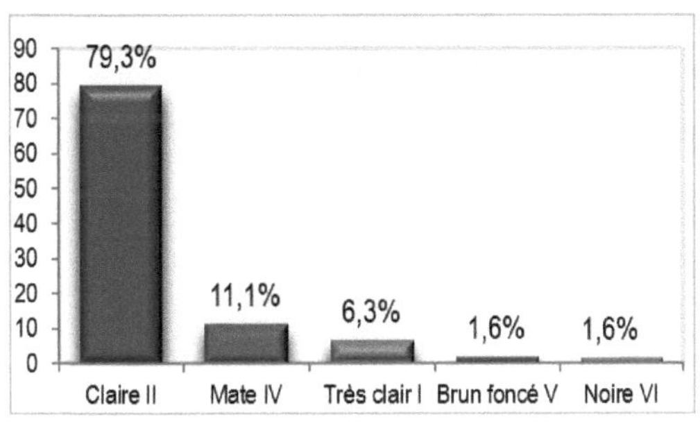


Fototipo do doente

**Fig.23:** Distribuição dos doentes segundo a classificação de Fitzpatrick (por cor de pele) Hospital oftalmológico de Oran 2001 2018

## 1.3.  Origine localização do paciente:

A maioria dos doentes provinha da Argélia Ocidental, com a wilaya de Oran em primeiro lugar, com 23,4%, seguida da wilaya de Tlemcen, com 18,7%, e da wilaya de Tiaret, com 14% (Quadro II e Fig. 24).

| Wilayas | Número de casos | % |
|---|---|---|
| Oran | 15 | 23,8 |
| Tlemcen | 12 | 19,0 |
| Tiaret | 9 | 14,3 |
| Relizane | 7 | 11,1 |
| Rímel | 4 | 6,3 |
| Sidi Bel Abbés | 4 | 6,3 |
| Mostaganem | 2 | 3,2 |
| Naama | 2 | 3,2 |
| Saïda | 2 | 3,2 |
| EChlef | 1 | 1,6 |
| Béchar | 1 | 1,6 |
| Sétif | 1 | 1,6 |
| Constantino | 1 | 1,6 |
| El Bayadh | 1 | 1,6 |
| Aïn Témouchent | 1 | 1,6 |
|  |  |  |
| Total | 63 | 100 |

**Quadro II:** Distribuição geográfica dos casos de melanoma uveal na Argélia ocidental Hospital oftalmológico de Oran 2001 2018

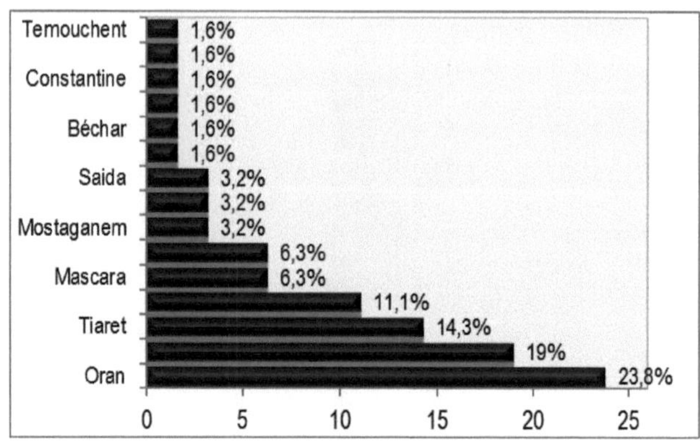


Número

**Fig. 24:** Distribuição geográfica dos melanomas uveais
Hospital oftalmológico de Oran 2001 2018

## 1.4.  Motif consulta:

O principal motivo de consulta foi a diminuição da acuidade visual em 34 doentes (54%), seguida da amputação do campo visual em 13 doentes (20,6%). O melanoma uveal foi descoberto incidentalmente em 4 doentes (6,3%), na sequência de dor ocular em 4 doentes (6,3%), fosfenos em 3 doentes (4,7%), miodesopsias em 2 doentes (3,2%), escotoma paracentral em 1 doente (1,6%) e exteriorização extra-escleral em 1 doente (1,6%), e como parte do diagnóstico de descolamento da coroideia após PKE num doente (1,6%) (Fig. 25).6% (Fig. 25).

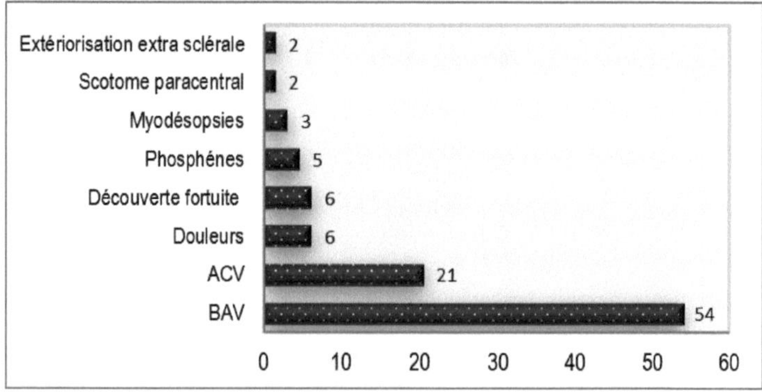


ACV: Amputação do campo visual BAV: Diminuição da acuidade visual

**Fig. 25:** Principais motivos de consulta no hospital oftalmológico de Oran 2001 2018

## 2.    Caractéristiques clinical :
## 2.1.    Délais diagnóstico:

| Características estatísticas do tempo até ao diagnóstico | Indicadores estatísticos |
|---|---|
| Gama (em semanas) = $\varsigma\mu\alpha\xi - V_{min}$ | 96 0 |
| Média (em semanas) e IC $_{95\%}$ | 12,3 [7,7 16,9] |
| Mediana (em semanas) e IC $_{95\%}$ | 4,0 [4,0 – 8,0] |
| Desvio-padrão e desvio-padrão relativo | 18,0 e 146,2%, |
| Percentil P25 e IC 95% | 3,0 [3,0 – 4,0] |
| Percentil P75 e IC95 | 12,0 [8,0 – 24,0] |
| Teste Agos e o-Pearson para mn normal | (P 0,0001) Rejeição do teste de |
| assimetria ét e ou skewness | 2,8 (P 0,0001) |
| eficiente de kur ose ou curtose ou sólido | 8,7 (P 0,0001) |

**TTabela III:** Principais características estatísticas resumidas do tempo decorrido até ao diagnóstico do melanoma uveal - Oftalmologia do EHS Oran 2001 2018

00

Tempo de diagnóstico (em semanas)

Em 48,4% da nossa população, foi ≤ 4 semanas após o início dos primeiros sintomas (N=30), com uma duração média de 3,4 semanas.

Em 33,8% dos casos, varia de 5 24 semanas

Em 8% dos casos, variou de 25 semanas a 1 ano, e mais de 1 ano em 3,2%. Em 4 dos nossos doentes, o diagnóstico foi efectuado durante um exame de rotina (6,3%) (Quadro IV); o tempo médio até ao diagnóstico foi de 12,3 semanas ou 3 meses, com uma mediana de 4 semanas.

É de salientar que um doente com um atraso de diagnóstico superior a 10 anos não pôde ser incluído na análise dos dados.

| Prazos (semanas) | Número | % |
|---|---|---|
| 0 4 | 34 | 54,8 |
| 5 7 | 0 | 0 |
| 8 24 | 21 | 33,8 |
| 25 48 | 5 | 8 |
| ≥ 72 | 2 | 3,2 |
|  |  |  |
| Total | 62 | 100 |

**Quadro IV:** Tempo de diagnóstico em semanas Hospital oftalmológico de Oran 2001 2018

## 2.2. ⎮ Latéralité do tumor:

O melanoma uveal localizava-se no OD em 32 doentes (50,8%) e no lado esquerdo em 31 doentes (49,2%), com um rácio de lateralidade OD/OG de 1,03.

## 2. 3.⎮ Acuité visual no momento do diagnóstico :

A acuidade visual no momento do diagnóstico do melanoma uveal era, em média, de 1,1 Log MAR, ou seja, aproximadamente 9/100 em valores decimais, variando entre a perceção negativa da luz (PL·) e 10/10.

## 2.4. ⎮ Vascularisation sentinel:

A vascularização sentinela episcleral estava presente em 42 doentes (66,6%), ausente em 13 doentes (20,6%), não especificada em 7 doentes (11,1%) e não visível num doente (1,6%) (Fig. 26). Relativamente à localização, foi nasal em 11 doentes (26,2%), temporal em 6 doentes (14,3%), temporal inferior em 6 doentes (14,3%), inferior em 5 doentes (12,0%), temporal em 4 doentes (9,5%) e nasal superior em 4 doentes (9,5%), nasal inferior em 3 pacientes (7,1%), vascularização sentinela superior em um paciente (1,6%), nasal externalizada em um paciente (1,6%), temporal superior em um paciente (1,6%) e inferior em um paciente (1,6%)(N=42)(Fig. 27).

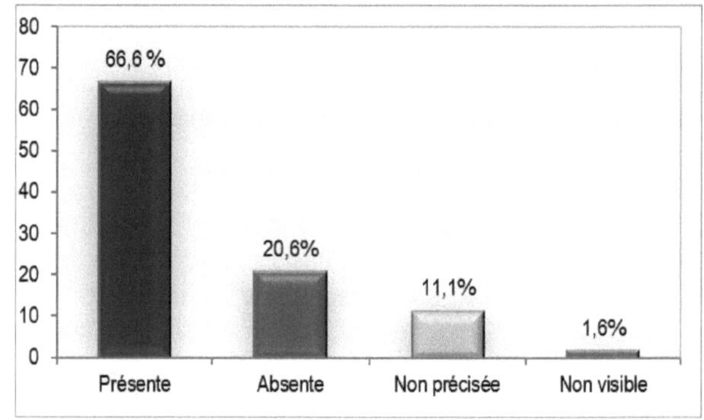


**Fig. 26**: Vasculatura sentinela ESS oftalmologia Oran 2001⎮ 2018

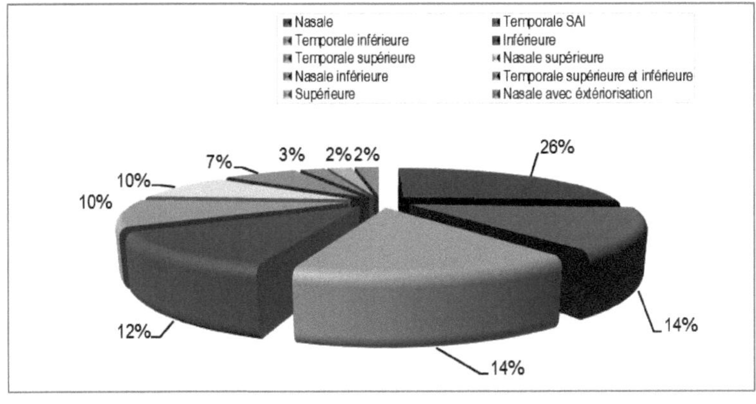




ogia Oran 2001 2018

## 2.5.  Couleur da íris:

Verificamos que 44 doentes apresentavam íris castanhas (70%), 9 íris verdes (14,3%), 8 castanhas claras (12,7%) e 2 azuis (3,2%) (Fig. 28).

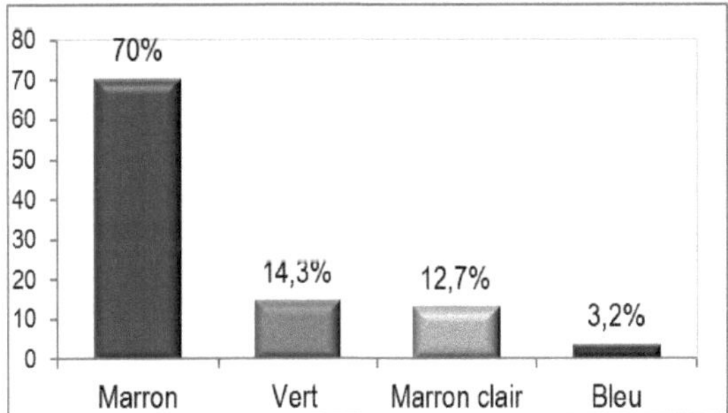


Cor da íris

**Fig. 28**: Cor da íris de doentes com melanoma uveal Oftalmologia EHS
Oran 2001 2018

## 2.6.   Lésions melanina:

A ausência de lesões melânicas em 44 doentes (70%), a presença de nevos iridiais no ODG em 12 doentes (19%), lesões pigmentadas do FO em 4 doentes (6,3%), nevos coróides num doente, dispersão de pigmentos na íris num doente e uma combinação de nevos iridiais e cutâneos num doente, ou seja, 1,6% (Fig. 29).

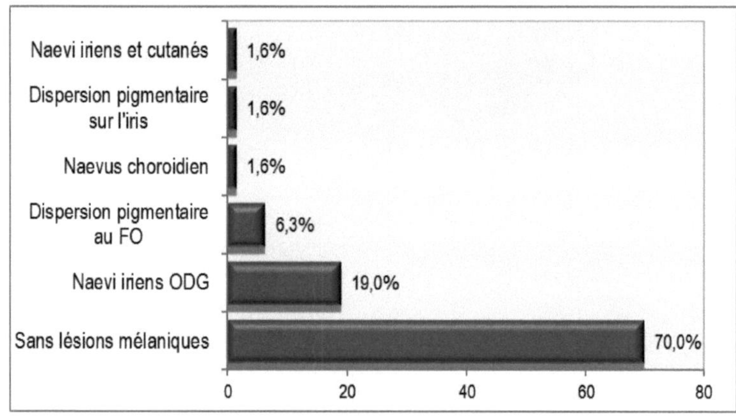


**Fig. 29**: Lesões de melanoma em doentes com melanoma uveal Oftalmologia EHS Oran 2001 2018

## 2.7.   Siège da massa:

Na nossa série, 62 doentes tinham melanoma da coroideia (98,4%), um doente tinha melanoma do corpo ciliar (1,6%). 35 doentes (55,5%) tinham melanoma da coroideia equatorial, 9 doentes (14,3%) tinham melanoma da coroideia do pólo posterior, 6 doentes (9,5%) tinham melanoma da coroideia parapapilar, 6 doentes (9,5%) tinham melanoma da coroideia pré-equatorial e 1 doente (1,6%) tinha melanoma do corpo ciliar.

em 6 doentes (9,5%), ocupando toda a cavidade em 4 doentes (6,3%), anular em 2 doentes (3,2%) (Fig. 30).

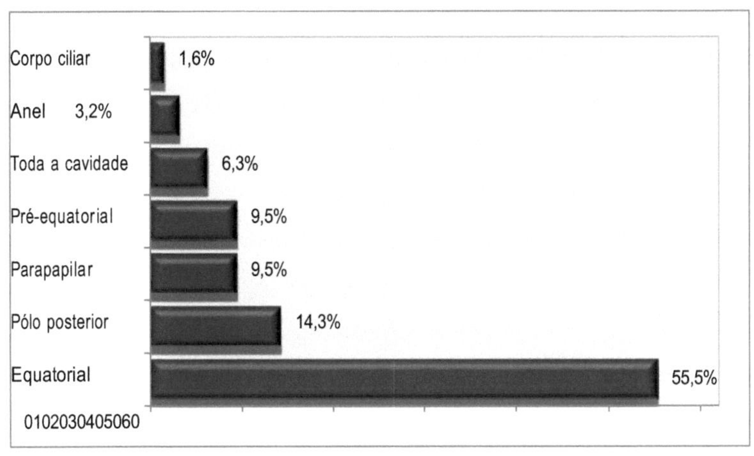


**Fig. 30:** Local do melanoma uveal EHS oftalmologia Oran 2001 2018

**Pigmentation de melanoma:** Neoformação pigmentada em 55 doentes (87,3%), acromática em 6 doentes (9,5%) e heterogénea em 2 doentes (3,2%) (Fig. 31).

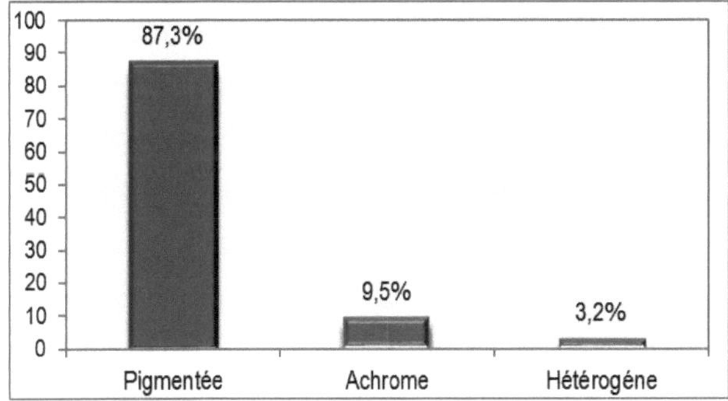


Pigmentação da nova formação

**Fig. 31:** Pigmentação da neoformação oftalmológica da SCE em Oran 2001 2018

## 2.8. Décollement e descolamento seroso da retina:

O descolamento secundário da retina (DR II) estava presente em 22 doentes (35%), enquanto o descolamento seroso da retina (DRS) estava presente em 21 doentes (33,3%) (Fig. 32).

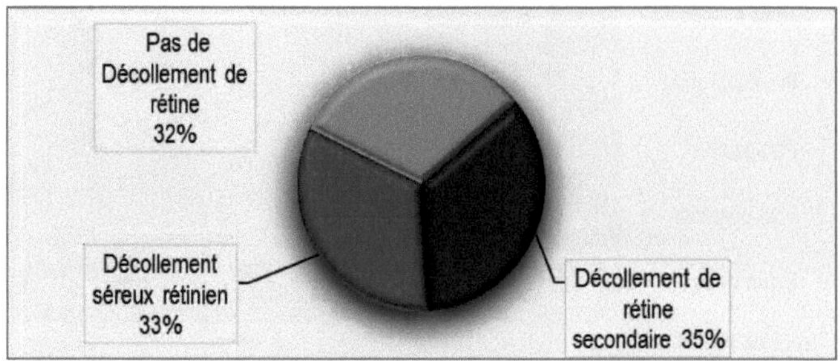


**Fig. 32:** Descolamento secundário da retina e descolamento seroso da retina associado a um melanoma uveal Oftalmologia da EHS de Oran 2001| 2018

## 3. Caractéristiques ultrassonografia :

**3.1. Excavation e atenuação do ultrassom: A** escavação da coroideia estava presente em 57 pacientes ou 90,5%, a atenuação do ultrassom era alta em 57 pacientes (90,5%), baixa em 5 pacientes (8%) e moderada em um paciente (1,6%) (Fig. 33).

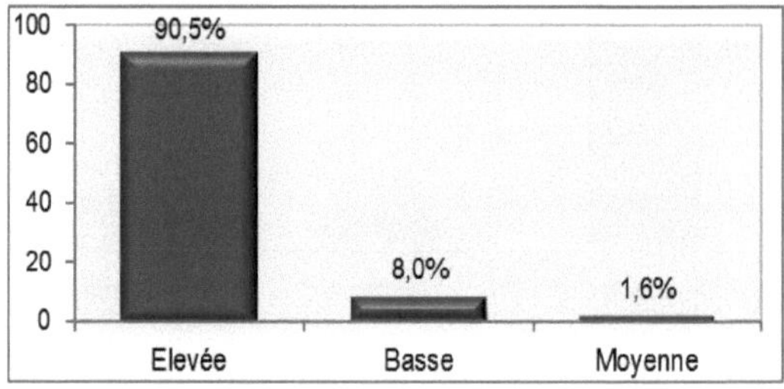


Atenuação dos ultra-sons

**Fig. 33:** Atenuação dos ultra-sons pelo melanoma uveal Oftalmologia EHS Oran 2001| 2018

## 3.2. Forme de neo-formação :

A neoformação era em forma de cúpula em 29 doentes (46%), arredondada em 25 doentes (39,7%), em forma de cogumelo em 7 doentes (11,1%), em forma de botão de camisa num doente (1,6%) e anular em apenas um caso (1,6%) (Fig. 34).

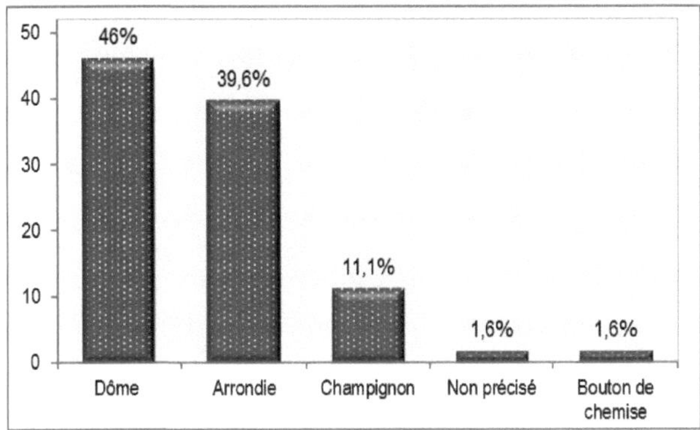


Forma de nova formação

**Fig. 34:** Forma do novo curso de formação
no hospital oftalmológico de Oran
2001 2018

## 3.3. Taille e espessura do tumor:

As medições do tumor foram efectuadas por ultra-sons em modo B e ecodoppler, com sondas de 10 e 15Mhz. O maior diâmetro basal (LDB) era ≤ 10 mm em 23 pacientes (36,5%) e > 10 mm em 39 pacientes (62%). O DGP do tumor variou de [4,0·18,3] mm, com uma média de 11,2 mm. A espessura do tumor foi ≤5 mm em 10 pacientes (15,8%), >5 mm em 51 pacientes (81%) e não especificada em 3,2%. A espessura do tumor variou entre [1,61·16,8] mm. A espessura média foi de 8 mm (Fig. 35, 36).

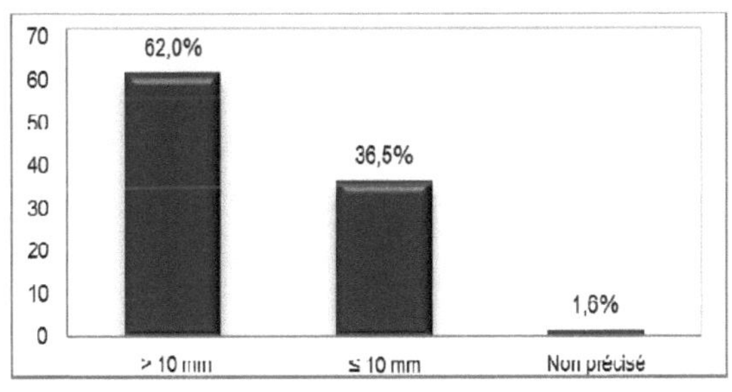


PGD

**Fig. 35** : Diamètre du mélanome uvéal
EHS ophtalmologie d'Oran 2001–2018

41

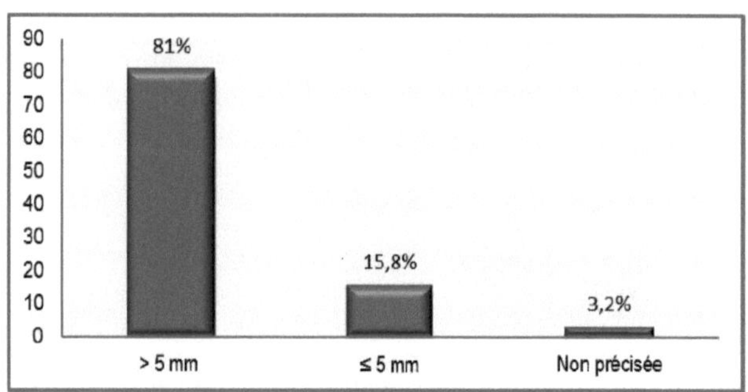


Epaisseur tumorale

**Fig. 36:** Epaisseur du mélanome uvéal
EHS ophtalmologie d'Oran 2001–2018

## 4.  Classification TNM:

Dependendo do tamanho, da extensão do tumor e da localização da massa. Na nossa série, 49 tumores foram classificados como $_{T3}$ (77,7%), 8 como $_{T2}$ (12,7%), 2 como $_{T4}$ (3,2%), um como $_{T1a}$ (1,6%), um como $_{T1b}$ (1,6%), um como não especificado (1,6%) e um como $_{T3\,(}$ 1,6%).

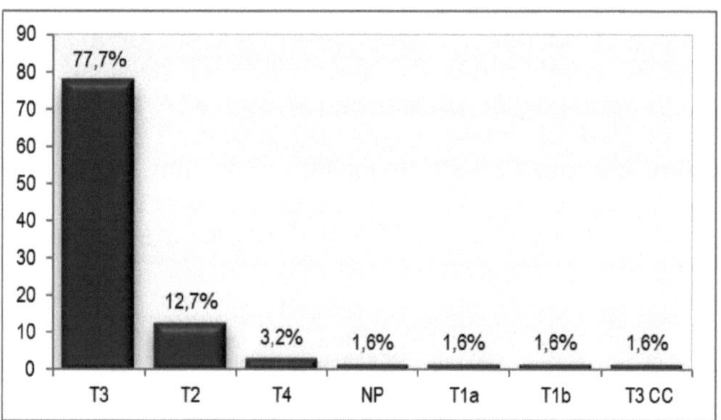


Classificação TNM
**Fig. 37:** Classificação TNM dos melanomas uveais
Hospital oftalmológico de Oran 2001 2018

42

**5.** ⏐ **OCT (tomografia de coerência ótica macular):** a OCT macular revelou uma DSR em 2 doentes (15,4%), depósitos DSR+ na superfície externa da retina elevada em 5 doentes (38,4%), uma MEM em 2 doentes (15,4%), uma OMC em 2 doentes (15,4%), uma hemorragia intravítrea que interferiu com o exame num doente, um perfil macular normal em 2 doentes (15,4%), o exame não foi efectuado em 49 doentes (N=13) (Fig. 38)

**6.** ⏐ **Echodoppler ocular:** utilizando uma sonda de 15 Mhz, o exame foi efectuado em 11 doentes (17,4%), incluindo 1 doente com uma massa ricamente vascularizada (9%), 6 com vascularização moderada (54,5%), 3 com vascularização fraca (27,2%) e uma massa avascular (9%) (Fig. 39).

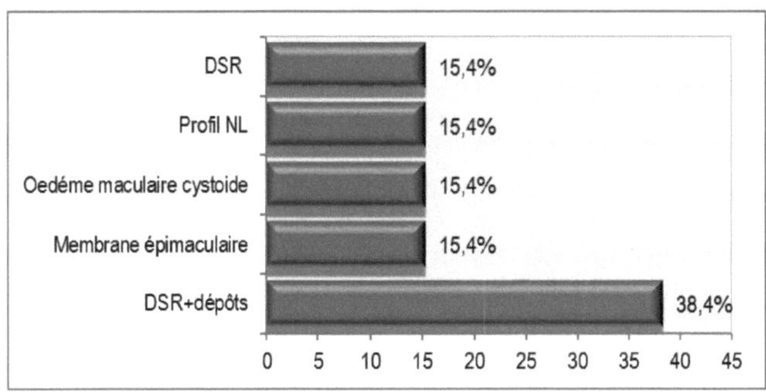


Frequência
**Fig.38** : OCT macular de melanomas uveais
Hospital oftalmológico de Oran 2001 2018

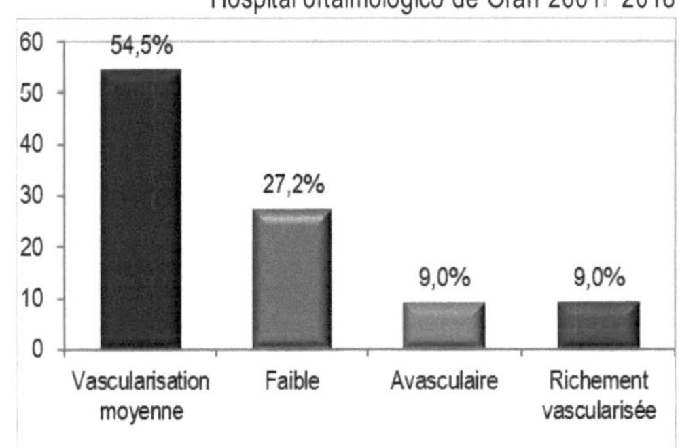


Vascularização da neoformação

**Fig. 39:** Vascularização do tumor com Doppler a cores
Bounoua.C cirurgião vascular
Hospital oftalmológico de Oran 2001 2018

## Capítulo VI
## Discussão

**1.    Aspects epidemiológico :**

**1.1.    Fréquence:**

A incidência do melanoma uveal depende da raça e do perfil demográfico da população [3,68].

O nosso estudo, que abrangeu um período de 18 anos, recolheu 63 casos de melanoma uveal, ou seja, uma média de 3 casos por ano. Existem muito poucos números àescala nacional; apenas encontrámos um estudo realizado por uma equipa da Faculdade de Ciências BLIDA do Hospital Universitário Mustapha, que relatou 40 casos de melanoma uveal durante um período de 11 anos [2005-2015], com uma média de 3,6 casos por ano [Si mahdi.H, Tabbouche.N 2015].

Os nossos números são semelhantes aos dos nossos vizinhos tunisinos: durante um período de 23 anos, diagnosticaram 80 casos de melanoma uveal, ou seja, 3,5 casos por ano [1990-2013] [69].

Existem muito poucos dados disponíveis na Argélia sobre a incidência do melanoma uveal. Em 2014, foram diagnosticados 5 MU em 19 000 (0,026%) consultas no serviço de urgência do hospital de oftalmologia de Oran; na China, na clínica de oftalmologia do First Medical College de Xangai, a taxa foi de 4,5 MU por 10 000 (0,045%) doentes hospitalizados [23].

| Autores e referências | Período | Período | País |
|---|---|---|---|
| Ischovich et al. 1995 | 1961-1989 | 0,57 | Israel |
| Vidal et al. 1995 [155] | 1992 | 0,73 | França |
| Virgili et al. 2007 [156] | 1983-1994 | <0,2 Espanha e Itália >0,8 Noruega e Dinamarca | Europa |
| Singh | 1973-2008 | 0,58 homens, 0,44 mulher | Estados Unidos |
| Kricker | 1996-1998 | 0,11 homens, 0,78 mulher | Austrália |
| Bergman | 1960-1998 | 0, 4 homens, 0,88 mulher | Suécia |

**Quadro V:** Incidência do melanoma uveal na população mundial, número de casos por 100.000 habitantes. Adaptado de [3,44] EHS ophtalmologie d'Oran 2001  2018

**1.2.    Age e género:**

No nosso estudo, a idade média dos doentes com melanoma uveal foi de 53,7±3,4 anos, valor correspondente à idade média dos anos 50 [3], com um aumento do número de casos a partir dos 40 anos. Segundo Zografos et al. 2002 [3], a idade média foi estimada em 62 anos, com uma incidência que aumentou a partir da quarta década e atingiu o pico na 6ª e 7ª, com uma queda da incidência nos grupos etários acima dos 80 anos. Damato.B [44] entre 1973 e 1997, a taxa de incidência atingiu um pico na 7ª década.

44

A idade média dos doentes que desenvolvem melanoma uveal tem vindo a aumentar gradualmente nos últimos 50 anos, sendo a idade média de diagnóstico do melanoma uveal de 59 a 62 anos [11,12,13].

Num estudo sobre as tendências epidemiológicas do melanoma uveal em 7043 doentes da base de dados SEER (The Surveillance, Epidemiology, and End Results in the United States) de 1973 a 2009, a idade média ao diagnóstico aumentou entre 1973 (59 anos) e 2009 (62 anos) [13]. Na nossa série, num período de 18 anos, o grupo etário mais afetado foi [18,28], ou seja, a quinta década, com um total de 19 doentes (30%), e 2 doentes com mais de 80 anos (3.1%), o estudo COMS (Collaborative OcularMelanomaStudy), que durou 11 anos e meio, de 1986 a 1998, e envolveu 43 centros nos Estados Unidos e Canadá, com 1.317 pacientes, encontrou 268 casos na faixa [50-59], e 408 casos na faixa [29,39], ou seja, na 6ª década (31%), e 4.2% dos doentes tinham mais de 80 anos de idade; os nossos doentes são cerca de 10 anos mais novos na altura do diagnóstico, tal como os asiáticos e sauditas [70,71], em comparação com a população branca norte-americana [3, 13, 72] (Fig. 40).

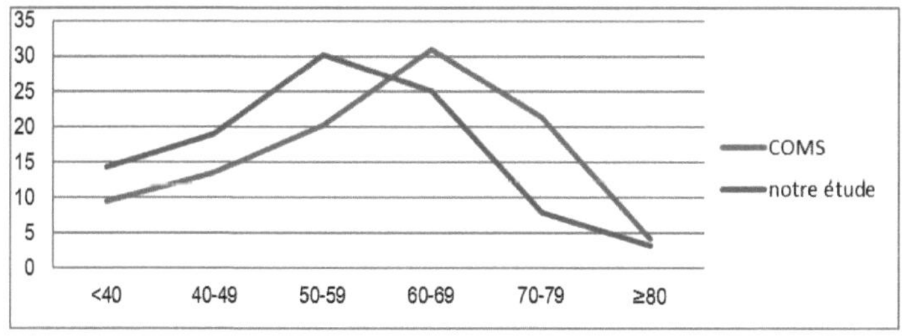


**Fig. 40:** Comparação dos grupos etários afectados pela MU entre o estudo COMS e o nosso.

O melanoma uveal é excecional antes da puberdade. Singh et al [7] encontraram 63 casos de melanoma uveal em adolescentes com menos de 20 anos de idade em 8.000 casos diagnosticados (0,8%); no nosso estudo esta taxa foi de 1,6%. Zografos et al [3], Windsor.S et al [18] relatam uma ligeira predominância masculina de cerca de 5%, enquanto esta predominância permanece discutível para outros autores Singh et al [12] e o estudo COMS 2001 [72]. Na nossa série de casos, havia 33 mulheres e 30 homens, com um rácio entre os sexos de 0,9.

### 1.3. Race:

Os dados da literatura sobre a incidência de melanomas da úvea em diferentes grupos étnicos e raças mostram que a incidência é inversamente proporcional ao grau de pigmentação da pele e sugerem que os melanomas se desenvolvem numa idade mais jovem em pessoas melanodérmicas do que na população caucasiana, de acordo com Zografos et al. [3] Os melanomas da úvea afectam principalmente a raça caucasiana; em indivíduos altamente pigmentados, a incidência é baixa. Uma revisão da literatura mostra que apenas 10 doentes de raça africana se encontravam entre os 3.586 casos tratados por melanoma (0,3%) no Wills EyeHospital em Filadélfia entre 1974 e 1989, e apenas 8 dos 1.527 doentes enucleados por melanoma no estudo COMS entre 1996 e 1998 (0,5%) eram afro-americanos [3]. Em África, 1 caso de melanoma entre 164 tumores oculares e orbitários tratados entre 1962 e 1992 (0,6%) na clínica oftalmológica do Congo-Kinshasa [20]; na África do Sul, Miller et al, encontraram 1 caso de melanoma num doente indígena em comparação com 153 casos na população caucasiana durante o mesmo período de observação (1954-1978) com um rácio estimado de 1:80 [21], Malik e Sheikh no Sudão encontraram 6 casos de melanoma uveal entre 854 tumores do olho e anexos (0,7%) na parte árabe da população [22], [3].

A incidência de melanoma uveal é baixa em doentes com pigmentação intermédia: asiáticos, norte-africanos, latino-americanos e indo-americanos. Na China, na clínica de oftalmologia da primeira faculdade de medicina em Xangai, foram tratados 65 casos de melanoma entre 1956 e 1975, e o melanoma pareceu desenvolver-se numa idade mais jovem do que na raça caucasiana Cunningham, Mann, Kuo et al, [23] A incidência também é baixa no Médio Oriente, como o Irão, o Afeganistão e a Índia [3]. Em Israel, a incidência do melanoma uveal é mais elevada nos judeus de origem europeia ou americana, em comparação com os judeus de origem africana ou asiática, salientando a relação entre a incidência do melanoma uveal e o grau de pigmentação da pele [3].

Não foram registadas diferenças estatísticas em termos de metástases ou morte por MU de acordo com a origem étnica [73].

A população argelina é de pigmentação intermédia, de acordo com a classificação de Fitzpatrick para os diferentes fototipos, a maioria dos nossos doentes tinha pele clara, 50 doentes (79,3%), 7 escuros (11,1%), 4 muito escuros (2,1%) e 3 muito escuros (2,2%).

claro (6,3%), 1 castanho escuro (1,6%) e 1 melanoderma (1,6%)

Curiosamente, no que diz respeito à idade e à raça, a nossa população parece ser afetada numa idade mais jovem do que a raça caucasiana, em consonância com os resultados encontrados nos vários grupos étnicos com pigmentação intermédia em África e na Ásia.

Em 2007, o grupo de trabalho EUROCARE (Registo Europeu de Cancro) estudou a distribuição de 6673 MU entre 1983 e 1994 em 16 países europeus em diferentes latitudes [154].Em Espanha e no sul de Itália, a taxa de incidência de MU foi inferior a dois casos por milhão, enquanto na Noruega e na Dinamarca, a taxa de incidência foi superior a oito casos por milhão [164]. Uma diferença de 10° na latitude foi marcada por um aumento na incidência de MU, O gradiente norte-sul decrescente apoia o papel protetor da pigmentação ocular; existe uma diferença de 4° de latitude entre a Argélia (36°) e a Espanha (40°), o que poderia explicar as diferenças de incidência entre as populações do Norte de África e da Europa. Uma diferença de 4° de latitude entre o norte e o sul da Argélia, Oran 35°, Bechar 31°, Tiaret 35°,

Tlemcen 34°.

## 1.4. Origine localização do paciente:

A maioria dos doentes provinha das wilaya de Oran (23,8%), Tlemcen (19%) e Tiaret (14,3%), Relizane (11,1%), Mechria (3,2%), El-Bayadh (1,6%), Bechar (1,6%),

| Wilayas | Latitudes | de pacientes afetado |
|---|---|---|
| Oran | 35°41' | 23,8 |
| Tlemcen | 34°52' | 19,0 |
| Tiaret | 34°52' | 14,3 |
| Relizane | 35°44' | 11,1 |
| Mechria | 33°16' | 3,2 |
| El bayadh | 33°41' | 1,6 |
| Becar | 31°37' | 1,6 |

**Quadro VI:** Repartição dos pacientes por latitude das wilayas οργινε– EHS ophthalmologie d'Oran 2001 2018

Encontrámos uma correlação estatisticamente significativa entre o fototipo luminoso e a origem geográfica (p=0,001), com 75% dos doentes com fototipo luminoso a viverem em cidades do norte com uma latitude elevada. O gradiente norte-sul decrescente apoiaria o papel protetor da pigmentação da pele.

## 2. Facteurs risco :

## 2.1. Couleur da íris:

Vários estudos no Canadá, EUA, Alemanha, França e Austrália mostraram que a MU tem uma incidência mais elevada em pessoas com íris clara [74,75]. Outros estudos argumentam mais a favor de uma associação com o tipo de pele [74], mas é difícil separar as duas coisas. Além disso, foi encontrada uma associação entre o risco de morte metastática por MU e a íris azul ou cinzenta [76].

Alguns investigadores sugerem que a razão pela qual uma cor de íris escura conduz a um menor risco de desenvolver MU do que uma cor de íris clara se deve ao papel protetor da maior percentagem de melanina nos olhos escuros [77].

Houtzagers, L et al, do Centro Médico da Universidade de Leiden, nos Países Baixos, de 412 olhos enucleados para MU, 65% tinham olhos azuis/cinzentos, 16% íris castanha, cor intermédia (verde ou avelã) em 19%, coorte de Leiden [78].

Na nossa série, 44 doentes tinham íris castanhas (70%), 17 íris de cor intermédia (verde e ou avelã), ou seja, 27%, 2 azuis (3,2%).

Os nossos valores são o inverso dos da Universidade de Leiden para os castanhos e os cinzentos/azuis.

## 2.2. Facteurs risco exógeno :

Exposição ao sol e aos raios UV artificiais, as profissões de risco são representadas principalmente por soldadores de arco e cozinheiros profissionais [41,42], estes factores de risco não foram estudados na nossa série de casos.

Harbour.JW et al, [78], levantaram a hipótese de que a pigmentação coroidal mais escura pode representar uma resposta a níveis mais elevados de irradiação UV crónica. Demonstraram que a distribuição dos tumores se correlacionava com a distribuição dos raios de luz no segmento posterior e que a região macular e perimacular estava mais exposta à radiação UV em íris claras. No nosso estudo, 2 doentes apresentavam íris muito claras e melanomas do pólo posterior (foto 12).

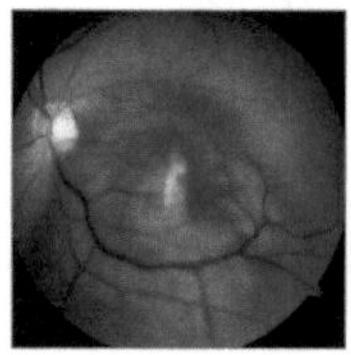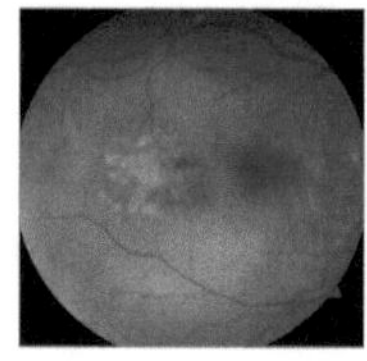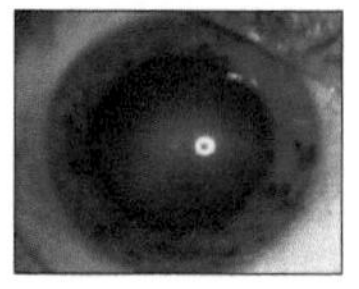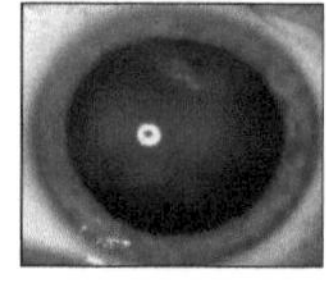

**Foto 12 :** Melanomas do pólo posterior em pacientes com íris clara, EHS Ophtalmologie d'Oran

## 3. Aspects clinical :

### 3.1. Motif consulta:

O principal motivo de consulta foi a diminuição da acuidade visual, referida pela maioria dos autores, Zografos et al [3] 48,8%, 42% para Chebbi et al [38], e 54% para a nossa série, a amputação do campo visual representou 20,6%, na nossa série, e 16% para Ah-fat.FG, Damato et al [79], as miodesopsias representaram 3,2% no nosso estudo e 4% para o Ah-fat, os nossos valores estão próximos dos da literatura.

A MU assintomática representou 28% em Damato et al, 10% em Zografos et al e 6,3% na nossa série; estas variações podem ser devidas a diferenças nos métodos de diagnóstico entre os serviços.

### 3.2. Délai diagnóstico :

Chebbi et al [6], numa série de 80 casos, verificaram que o tempo médio para o diagnóstico foi de 6,8 meses com um intervalo de 1-36 meses; no nosso estudo, o tempo médio foi de 3 meses com um intervalo de 1-24 meses.G e Damato B [79], numa série de 50 doentes observados durante um período de 4 meses no Departamento de Ocularoncologia de Liverpool em 1996, 58% dos doentes foram diagnosticados após uma média de 4.2 semanas, e 42% foram diagnosticados após urmamédia de 6,6 meses, 6 dos quais foram observados por um optometrista, 3 por um médico de clínica geral, 4 foram incorretamente diagnosticados como nevos benignos ou DMRI, 3 tinham sido confundidos com nevos suspeitos, 1 doente perdeu a sua carta de referenciação, 1 doente foi seguido para MEM, e outros 3 foram diagnosticados com MMC mas apenas seguidos, no nosso estudo 47.6% dos doentes foram diagnosticados antes de 01 mês e 8% após 6 meses, uma percentagem inferior à de Damato et al. Esta caraterística epidemiológica (atraso no diagnóstico) aparece muito raramente em estudos de melanomas uveais, o que pode significar que noutros centros de óculo-oncologia o diagnóstico é feito mais cedo do que no nosso estudo (acesso aos cuidados).

**3.3   ⦙ Latéralité:**

O melanoma da coroideia tem sido diagnosticado com frequência semelhante nos olhos direito e esquerdo na maioria dos autores [72]; no nosso estudo, o envolvimento do OD representou 50,8%, comparado com 48,2% para o OG.

**3.4   ⦙ Acuité visual no momento do diagnóstico:**

Se compararmos as nossas AV com as de Diener.W et al no estudo COMS (Fig. 41), a nossa acuidade visual era inferior no momento do diagnóstico: 65% dos doentes tinham uma AV ≤ 2/10, contra 16,9% dos doentes do estudo COMS, e apenas 9,5% dos doentes tinham uma AV ≥ 10/10, contra 31,3% (a percentagem mais elevada) do estudo COMS, No estudo COMS, mais de 2/3 dos doentes foram tratados menos de um mês após o diagnóstico.

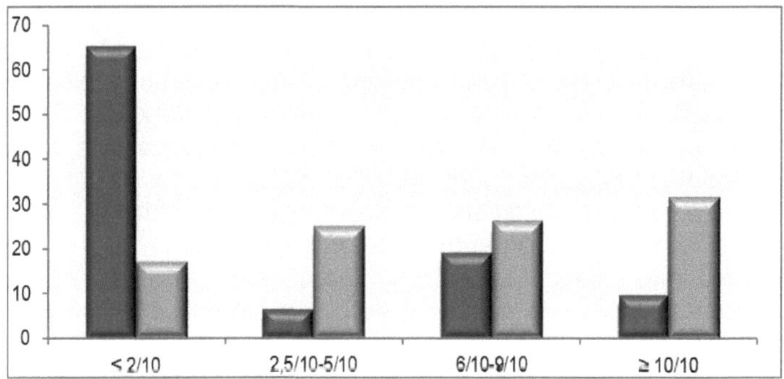


Fig. 41: Comparação das AVs entre a nossa série de doentes e o estudo COMS.

### 3.5. ⏐ Vascularisation sentinel:

A vascularização sentinela estava presente em 66,6% dos doentes da nossa série, em comparação com 3,5% dos doentes do estudo COMS 2001 [72], e ausente em 20,6% dos nossos doentes, em comparação com 96,5% do estudo COMS.4% dos tumores tinham uma espessura ≤ 5 mm no estudo COMS e 81% dos nossos tumores tinham uma espessura > 5 mm. A vascularização episcleral não foi mencionada em 7 doentes (11,1%) e não era visível num doente (1,6%), uma vez que este apresentava uma exteriorização extra-escleral do seu melanoma da coroide na nossa série de doentes.

No nosso estudo, encontrámos uma correlação estatisticamente significativa entre a vascularização sentinela e o PGD do tumor (p=0,005), com 42% dos doentes com vascularização sentinela a terem um PGD>10 mm.

### 3.6. ⏐ Lésions melanina:

Relativamente às dispersões de pigmentos no FO, Lahav.M et al. [80] examinaram 54 globos oculares com MMC, 28 tumores eram do tipo fusiforme, 24 do tipo misto e dois do tipo epitelioide, tendo verificado que em 80% dos tumores estudados as células carregadas de pigmento se acumulavam longe da região tumoral e na periferia do espaço sub-retiniano, a dispersão das células tumorais é essencialmente observada nos melanomas do tipo epitelioide[3], no nosso estudo, para os doentes enucleados, um doente apresentava dispersão pigmentar na íris (foto 13), tratava-se de um melanoma epitelioide, e outros dois com dispersões pigmentares no FO (foto 14), um era do tipo misto, e o outro de tipo histológico indeterminado.

As lesões de melanoma estavam ausentes em 44 doentes (70%), o melanoma fusiforme representou 64,5% na nossa série, o que poderá explicar a taxa relativamente baixa de dispersão do pigmento, que é mais frequente no tipo epitelioide.

Os nevos iriais são reconhecidos como um fator de risco para o melanoma uveal em geral e para o melanoma da íris em particular [77], na nossa série,

12 doentes tinham nevos da íris (19%), os doentes com nevos cutâneos têm um risco 4,36 a 10,4 vezes maior de desenvolver melanoma uveal do que a população em geral [77], no nosso estudo 2 doentes tinham nevos cutâneos, incluindo um que tinha ambos (nevos cutâneos e da íris), e que morreu de metástases hepáticas.

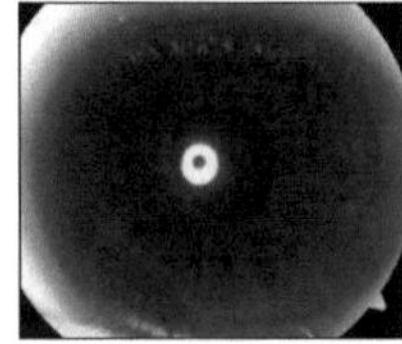 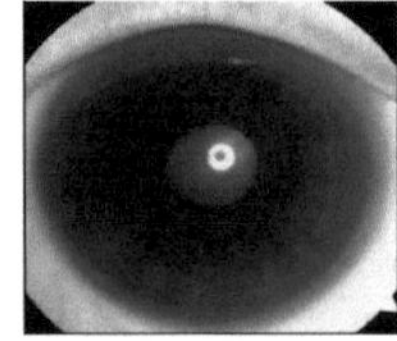

Foto 13: 2 olhos do mesmo doente, a) OD dispersão pigmentar na superfície da íris, b) OG, notar a diferença na superfície da íris em ODG EHS Oftalmologia de Oran

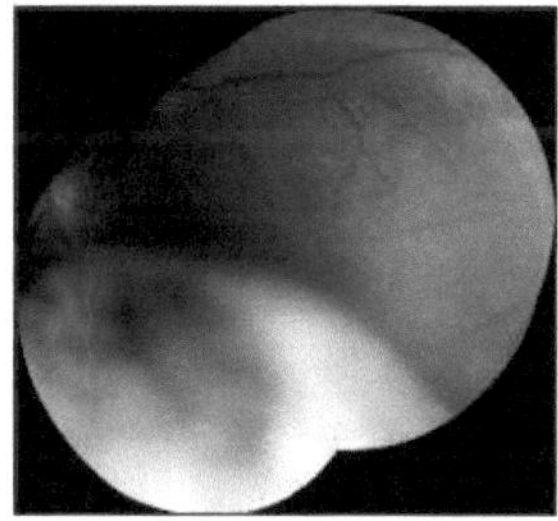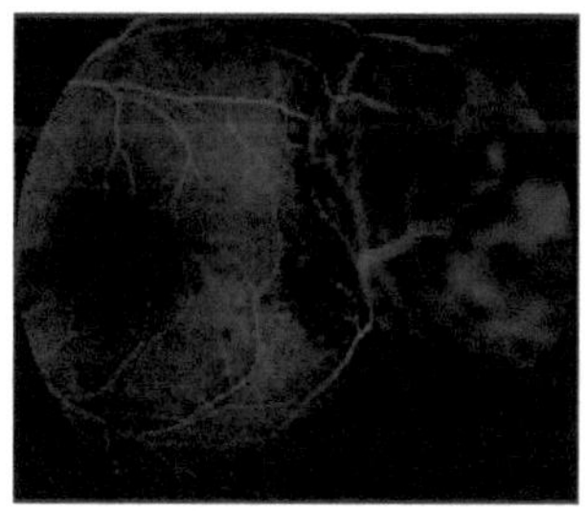

Photo 14 : Dispersion pigmentaire au FO, à distance et à proximité de la tumeur. EHS Ophtalmologie d'Oran

Foto 14: Dispersão pigmentar no FO, à distância e próximo do tumor. EHS Oftalmologia de Oran

### 3.7. Siège da massa:

O ponto de partida de 80-90% dos melanomas intra-oculares é a coroide [3,44], Chebbi et al [6] apresentaram 90% de MMC e 3,7% de melanomas do corpo ciliar, na nossa série de casos, o melanoma da coroide representou 98.4%, e o corpo ciliar 1,6%, os nossos resultados são semelhantes aos da literatura, relativamente à localização do tumor (Fig. 42), na nossa série, a localização equatorial foi a mais frequente, contrariamente a Chcbbi. A et al, para quem a localização pré-equatorial foi a mais frequente, bem como o envolvimento do pólo posterior que foi mais importante do que no nosso estudo, 4 dos nossos doentes apresentavam melanomas ocupando toda a cavidade, para Chebbi. A et al tinham 5 doentes.

No estudo COMS de Diener W et al, mais de metade dos doentes tinham melanomas do pólo posterior, provavclmcnte relacionados com a cor clara da íris na maioria dos doentes.

Na nossa série de casos, os melanomas do pólo posterior representaram 14,3%, o que pode estar relacionado com o papel protetor da pigmentação da íris, uma vez que mais de 2/3 dos doentes têm íris castanha e são de pigmentação intermédia [69].

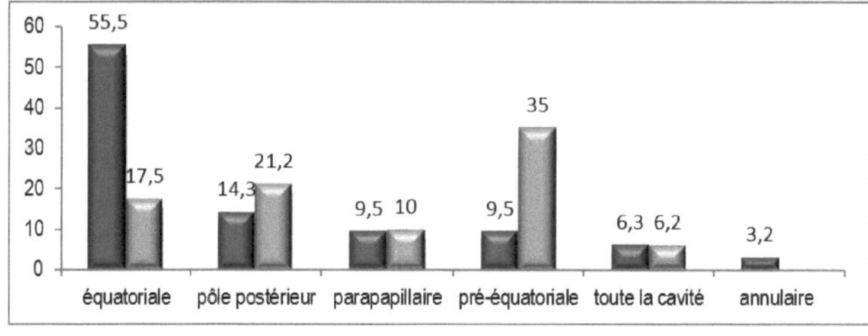


Fig. 42: Localização dos melanomas da coroideia, a nossa série e a de Chebbi. A et al.

### 3.8. Pigmentation de neoformação: de acordo com Kalili.S e Shields.CL

[77], 55% dos melanomas são pigmentados, 15% são acromáticos e 30% heterogéneos, no nosso estudo, os melanomas pigmentados representaram 87,3%, os acromáticos 9,5% e os heterogéneos 3,2%, poder-se-ia pensar que esta elevada taxa de melanomas pigmentados poderia estar relacionada com a população em estudo, que no nosso caso é de pigmentação intermédia, mas curiosamente, 67.2% dos melanomas pigmentados estão associados ao fototipo claro, pelo que não existe correlação entre a pigmentação do tumor e o fototipo do doente. Harbour et al [69] verificaram que a pigmentação escura da coroideia era um fator de risco para o desenvolvimento de melanoma uveal na população caucasiana em relação à exposição crónica aos raios UV, o que pode explicar os nossos resultados.

O grau de pigmentação da íris é uma consequência, por um lado, da quantidade de melanina total nas células epiteliais e nos melanócitos do estroma e, por outro, da proporção de dois tipos diferentes de melanina, a eumelanina, que se encontra nos indivíduos com pigmentação escura e é mais fotoprotectora, Esta pigmentação é essencial no controlo da abertura da pupila e, talvez, na filtragem dos raios UV, como é o caso da pele. Por outro lado, esta pigmentação poderia ser um fator de risco para o desenvolvimento de melanoma da coroide em doentes brancos. Esta descoberta pode ter implicações na compreensão da patogénese do melanoma uveal [69,32].

A pigmentação escura da coroideia pode apresentar um risco mais elevado de lesões oxidativas do ADN nos melanócitos da coroideia, em comparação com a pigmentação mais clara da coroideia [69]; a melanina é um elemento fotorreactivo e pode, paradoxalmente, atuar como fotossensibilizador ou fotoprotector.

A nossa população de estudo caracteriza-se por uma pigmentação escura da íris e da coroideia, num país onde a radiação solar é elevada, o que apoiaria a ideia do papel protetor da pigmentação da íris, carregada de eumelanina, que absorve uma grande quantidade de UV, reduzindo assim os danos no ADN dos melanócitos da coroideia e, consequentemente, o número total demelanomas uveais na nossa população, em comparação com populações com pigmentação clara.

### 3.9.  Forme de neo-formação :

Metade dos nossos melanomas eram em forma de cúpula (Fig. 43) e 12,6% em forma de botão de camisa; no estudo COMS [72], os melanomas em forma de cúpula representavam 77% e os em forma de botão de camisa 16%, em Chebbi. A et al [6], os melanomas em forma de cúpula representaram 54% e os em forma de rabo de camisa 24%; os nossos valores estão em conformidade com os do COMS para os melanomas em forma de rabo de camisa e com os do estudo tunisino para os melanomas em forma de cúpula,

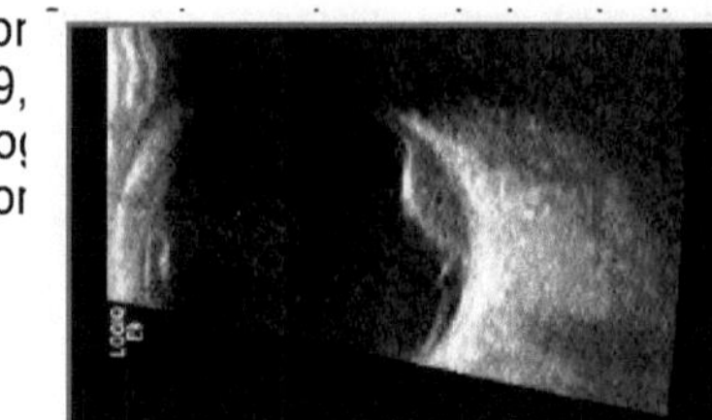
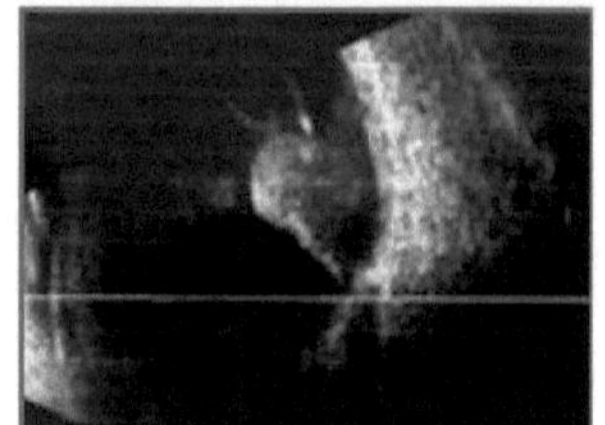



Fig. 43 : Néoformations avec DR secondaire a) en dôme, b) en champignon  EHS ophtalmologie
d'Oran, et Bounoua.C

**3.10.** Décollement descolamento de retina II: o melanoma da coroideia é quase sempre acompanhado de descolamento de retina secundário [44]. No nosso estudo, a RD foi associada a neoformação em 68% dos casos, para COMS
[72] A RD secundária estava presente em 55% dos doentes (foto 15).

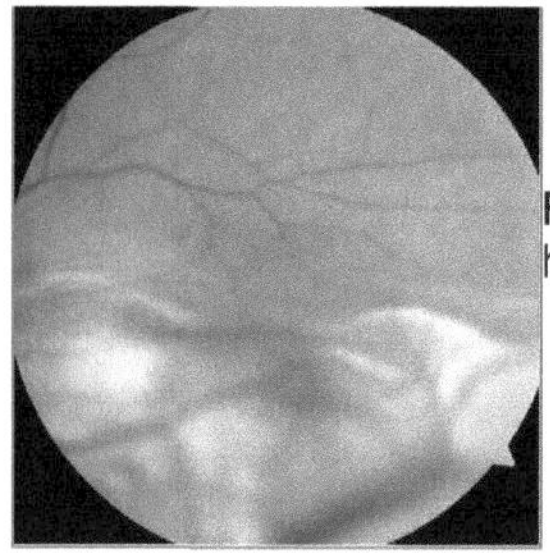

**Foto 15:** Neoformação associada à RD secundária, hospital oftalmológico de Oran

**3.11.** Excavation coroide: presente em 90,5% dos pacientes, 84% dos pacientes COMS, de acordo com os dados da literatura.

**3.12.** Taille e espessura do tumor: 15,8% dos nossos pacientes tinham uma espessura de tumor ≤ 5 mm, em comparação com 30% para Chebbi et al. 45% dos pacientes tinham uma espessura ≤ 4mm para COMS, com uma média de 4,8mm, 81% dos nossos tumores tinham uma espessura > 5mm, em comparação com 69% para Chebbi et al., o que significaria que os nossos tumores são mais espessos, com uma média de 8mm. O DGP do tumor (maior diâmetro) era >10 mm em 62%, em comparação com 80% para Chebbi et al [6], era ≤10 mm em 36,5% dos nossos doentes, em comparação com 20% para Chebbi et al, o DGP médio do tumor era de 11.2 mm no nosso estudo, o do COMS [72] foi de 11,4 mm, os nossos tumores tinham um DGP tumoral, em média, inferior ao dos tunisinos e quase idêntico ao dos americanos, por outras palavras, os nossos tumores são mais espessos mas menos largos. A espessura dos melanomas em forma de cúpula é igual a metade do diâmetro do tumor; se a lâmina de Bruch for rompida, esta parte sub-retiniana escapa aos constrangimentos mecânicos desta lâmina e terá uma forma esférica.
[Em comparação com outros estudos, teríamos mais casos de rutura da lâmina de Bruch.
27% dos nossos doentes desenvolveram metástases hepáticas, 59% dos quais tinham melanomas redondos, 11,7% melanomas em cogumelo e 29% melanomas em cúpula, confirmando que a rutura da membrana de Bruch é um fator de mau prognóstico


**3.13.** Classification TNM:
Shields CL et al [81], com base na classificação tumoral da 7ª edição da American Joint Committee on Cancer (AJCC), em 7731 doentes, encontraram, estádio I 36%, estádio II 48%, estádio III 16%, estádio IV < 1%, na nossa série

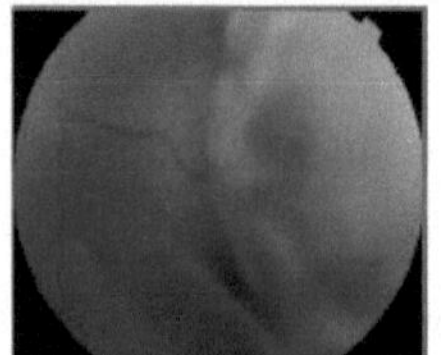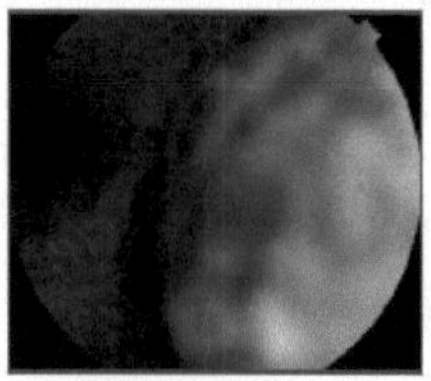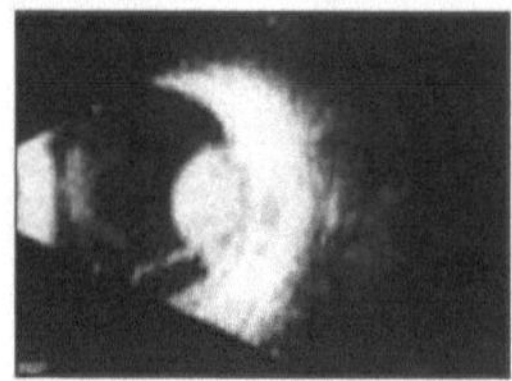

**Photo 16** : Mélanome malin de la choroide, arrondie avec DR secondaire, a : photo du FO couleur, b ; séquence angiographique, c : échographie en mode B.
EHS ophtalmologie d'Oran

de casos, com base em dados clínicos e ecográficos, a percentagem mais elevada foi o estádio III 77,7%, estádio II 12,7%, estádio IV 3,2%, estádio I 3.2%, para Chebbi et al [6], a percentagem mais elevada foi a do estádio IV, 32,5%, e uma distribuição mais ou menos uniforme para os outros estádios, com o estádio I a atingir 21,3%. O que se pode concluir, como já foi referido, é que os nossos tumores são maiores no momento do diagnóstico, em comparação com o estudo americano, provavelmente devido a um atraso no diagnóstico, mas muito mais pequenos do que o estudo tunisino (Fig. 44).

---

Classificação TNM da UICC (União Internacional contra o Cancro) para os melanomas da coroideia e do corpo ciliar, adaptada de [3].
Para melanoma do corpo ciliar :

- T1: Tumor limitado ao corpo ciliar,
- T2: tumor que invade a CA e/ou a íris,
- T3: tumor que invade a coroideia,
- T4: tumor com extensão extra-escleral

Para melanomas coroideus :

- T1: tumor $\leq$10mmn na sua maior dimensão com protrusão $\leq$T1a: tumor $\leq$7mm na sua maior dimensão com protrusão $\leq$2mm; T1b: tumor >7mm, mas $\leq$10mm na sua maior dimensão com protrusão >2mm e $\leq$3mm,
- T2: tumor >10mm, mas $\leq$15mm na maior dimensão com projeção de >3mm e $\leq$5mm,
- T3: tumor >15mm na sua maior dimensão com protrusão de >5mm,
- T4: tumor com extensão extra-escleral.

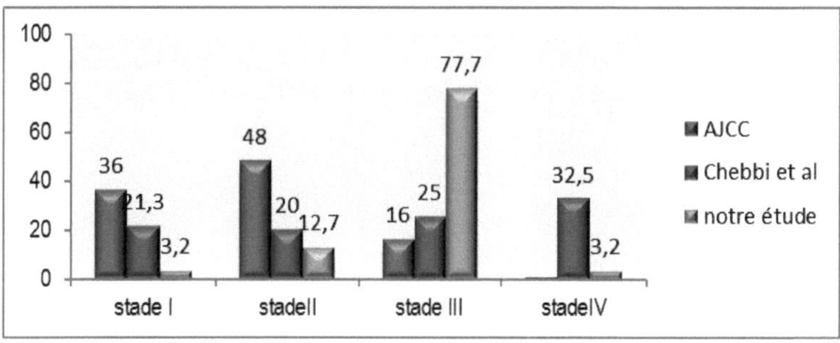


**Fig. 44:** Comparação da classificação dos tumores entre a AJCC, Chebbi et al. e a nossa.

## 4. Examens

### 4.1 OCT (tomografia de coerência ótica) :

Os principais sinais que podem ser estudados na OCT são: espessura máxima do tumor, rutura da membrana de Bruch, presença de pigmentos alaranjados, existência de descolamento seroso do neuroepitélio [62], Shields et al. [11] descreveram, no âmbito do DSNE, uma caraterística morfológica particular dos fotorreceptores designada por *fotorreceptores shaggy*, pontos hiper-reflectores na superfície externa da retina levantados pelo DSNE, no nosso estudo foi realizado OCT macular em 13 doentes, um DSNE (descolamento seroso do neuroepitélio) foi encontrado em metade dos casos, 38% tinham *fotorreceptores shaggy* (N=13), Shields et al. [63], utilizando EDI-OCT (Enhanced Depth Imaging Optical Coherence Tomography) em 37 doentes com pequenos melanomas da coroideia, encontraram *fotorreceptores shaggy* em 49% dos doentes e DSNE em 92% dos casos (Fig. 45), *os fotorreceptores shaggy* correspondem a manchas hiper-reflectoras na superfície externa da retina levantadas pela DSNE, que se sobrepõem a certos melanomas, manchas mais ou menos alongadas, por vezes em balão, presentes em 49% dos melanomas, em comparação com nenhum caso encontrado nos nevos [63].

Histologicamente, *os fotorreceptores shaggy* são proliferações de macrófagos aderentes à superfície posterior da retina, contendo grânulos de melanina provenientes do PE da retina [64]. Pensa-se que estas lesões existem na coriorretinite serosa central, nos hemangiomas da coroide e nas metástases, mas a sua presença em lesões melanocíticas suspeitas é quase patognomónica para o diagnóstico de melanoma [62].

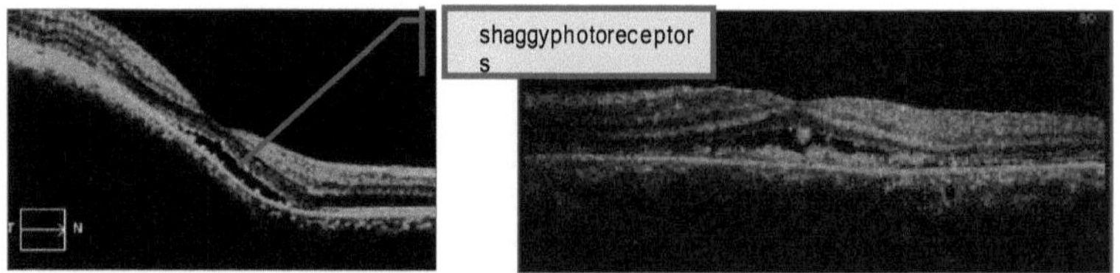

**Fig. 45:** OCT macular, DSNE com fotorreceptores desgrenhados, oftalmologia do EHS de Oran

O melanoma da úvea é um cancro raro cujo prognóstico continua a ser mau, apesar dos avanços consideráveis no diagnóstico precoce e na qualidade dos cuidados de saúde alcançados nos países desenvolvidos.
No entanto, a sua incidência anual tem vindo a aumentar de forma constante nos últimos vinte anos.

A incidência de melanoma uveal na nossa população continua a ser inferior à da população europeia, mas próxima da da população asiática com pigmentação intermédia.
Os nossos doentes são, em média, dez anos mais novos na altura do diagnóstico do que a população norte-americana. As wilayas mais afectadas parecem ser as de latitudes elevadas.

No final do nosso período de estudo, pudemos fazer uma série de observações sociodemográficas e clínicas sobre o melanoma uveal no contexto argelino.
No que diz respeito às características clínicas das neoformações, os nossos tumores são mais espessos mas menos largos, com uma elevada proporção de rupturas da lâmina de Bruch, mais frequentemente equatoriais.

Os nossos resultados parecem indicar um aumento do número de casos de melanoma uveal, mas são essenciais estudos observacionais multicêntricos de base populacional para avaliar melhor a incidência do melanoma uveal na população argelina.

# Capítulo VIII:
## Bibliografia


1.      A.Idder ; H.Yagoubi, M.A.Derdour A.Hadjari, A.Bekhti, H.Bénali, Em 2014, melanoma uveal Etat des lieux à Oran Et Quoi de neuf? 17ª jornada temática de oftalmologia em Oran, junho de 2014.

2.      N.Abi-Ayad, L.Kodjikian, J.Couturier Técnicas de análise genómica do melanoma uveal, 2011 JFO

3.      Relatório SFO: Tumores intra-oculares Leonidas Zografos 2002

4.      J Scotto, J F Fraumeni Jr, J A Lee ; Melanomas do olho e de outros locais não cutâneos: aspectos epidemiológicos 1976

5.      Alsuhaibani AH , Uveal melanoma in the Saudi Arabian population: two decades of management at the King Khaled Eye Specialist Hospital, Saudi J.Ophtalmol 2009 Jul, Epub 2009 Aug 5

6.      Chebbi Amel, Bouguila Hedi, Alaya Nedia, Lejmi Houda, Malek Ines, Zeghal Imen, Nacef Leila ; Epidemiological aspects of malignant uveal melanoma in Tunisia. Departamento de oftalmologia, Instituto Hedi Raeis. Tunis, LA TUNISIE MEDICALE - 2015

7.      Arun D. Singh, MD; Carol L. Shields, MD; Jerry A. Shields, MD; et alTakami Sato, MD; Uveal melanoma in young patients, Arch Ophthalmol. 2000

8.      Singh AD, Topham A. Incidence of uveal melanoma in the United States: 1973-1997 Ophthalmology 2003

9.      Singh AD, Schoenfield LA, Bastian BC, Aziz HA, Marino MJ, Biscotti CV. Melanoma uveal congénito? Surv Ophthalmol 2016

10.      ShieldsCL, KalikiS, ArepalliS, AtalayHT, Manjandavida FP, Pieretti G et al. Melanoma uveal em crianças e adolescentes. Saudi J Ophthalmol 2013

11.      Shields CL, Furuta M, Thangappan A, Nagori S, Mashayekhi A, Lally DR et al. Metástases de melanoma uveal milímetro a milímetro em 8033 olhos consecutivos. Arch Ophthalmol 2009

12.      Singh AD, Turell ME, Topham AK. Uveal melanoma: trends in incidence, treatment, and survival (Melanoma uveal: tendências na incidência, tratamento e sobrevivência). Oftalmologia 2011

13.      Andreoli MT, Mieler WF, Leiderman YI. Tendências epidemiológicas do melanoma uveal. Br J Ophthalmol 2015

14.      Park SJ, Oh CM, Kim BW, Woo SJ, Cho H, Park KH. Incidência nacional de melanoma ocular na Coreia do Sul, utilizando a base de dados do Registo Nacional de Cancro (1999-2011). Invest Ophthalmol Vis Sci 2015

15.      Biswas J, Kabra S, Krishnakumar S, Shanmugam MP. Características clínicas e histopatológicas do melanoma uveal em indianos asiáticos. Um estudo de 103 pacientes. Indian J Ophthalmol 2004

16.      Phillpotts BA, Sanders RJ, Shields JA, Griffiths JD, Augsburger JA, Shields CL. Uveal melanomas in black patients: a case series and comparative review. J Natl Med Assoc 1995

17.      Hudson HL, Valluri S, Rao NA. Melanomas da coroide em pacientes hispânicos. Am J Ophthalmol 1994

18.      Windsor S. Davies, M.D. Detroit; Malignant melanomas of the choroid and ciliary body a clinicopathologic study, Michigan 1963

19.      Grupo de Estudo Colaborativo do Melanoma Ocular Características Histopatológicas dos Melanomas Uveais em Olhos Enucleados do Estudo Colaborativo do Melanoma Ocular Relatório COMS N.º 6

20.      Poso M.Y); Mwanza (J.C.K.); KAYEMBE (D.L.) ; Tumores malignos do olho e dos anexos no Congo-Kinshasa. JFO 2000

21.      Benjamin Miller, Cyril Abrahams, G. C. Cole e Neville S. F. Melanoma maligno ocular em negros sul-africanos PROCTOR 1981

22.      M O Malik, E H El Sheikh; Tumores do olho e dos anexos no Sudão 1979

23.      P K Kuo, C A Puliafito, K M Wang, H S Liu, B F Wu ; Uveal Melanoma in China 1970

24.      A. AZAK, M.D.; Cancro no Líbano e no Próximo Oriente 1962

25.      J W Harbour, M A Brantley Jr, H Hollingsworth, M Gordon ; Associação entre pigmentação

coroidal e melanoma uveal posterior numa população branca, Br J Ophthalmol 2004

26. P K Kuo, C A Puliafito, K M Wang, H S Liu, B F Wu ; Uveal Melanoma in China 1970

27. Gonder et al melanoma maligno uveal associado a melanocitose ocular e oculodérmica, 1982

28. Frederick C. Blodi, M.D; Melanocitose ocular e melanoma 1975

29. C L Shields [1], J A Shields, R C Eagle Jr, P De Potter, H Menduke; Uveal melanoma and pregnancy. Relato de 16 casos 1991

30. Johanna M. Seddon", David T. Maclaughlin, 2 Daniel M. Albert,' Evangelos S. Gragoudas,' e Michael Ference ; Uveal melanomas presenting during pregnancy and the investigation of oestrogen receptors in melanomas III3, The British journal of ophthalmology 1982

31. Jayne A. Buffey, Ian G. Rennie, Mark Benson, M. Andrew Parsons, Michael K. Faulkner, and Sheila MacNeil ; Effect of Melanocyte Stimulating Hormone on Human Cultured Choroidal Melanocytes, Uveal Melanoma Cells, and Retinal Epithelial Cells Tony Goodall 1994

32. Cécile Laurent Tese de janeiro de 2011, Caracterização dos marcadores moleculares associados a um risco elevado de desenvolvimento de metástases em doentes com melanoma da coroide.

33. Anne-Celine Derrien, MSc ,1, Manuel Rodrigues, MD, PhD,1,2, Alexandre Eeckhoutte, BSc ,1 Stephane Dayot, BSc ,1 Alexandre Houy, BSc ,1 Lenha Mobuchon, PhD ,1 Sophie Gardrat, MD,1,3 Delphine Lequin, MD,3 Stelly Ballet, MSc ,3 Gaelle Pierron, PhD ,3 Samar Alsafadi, PharmD, ,1,4 Odette Mariani, PhD ,5 Ahmed El-Marjou, PhD ,6 Alexandre Matet, MD, PhD ,7,8 Chrystelle Colas, MD, PhD,9 Nathalie Cassoux, MD, PhD,7,8 Marc-Henri Stern, MD, PhD ; Mutações MBD4 na linha germinativa e predisposição para o melanoma uveal 1,9,2020

34. Michele Carbone, Haining Yang, Harvey I. Pass, Thomas Krausz, Joseph R. Giovanni Gaudino BAP1 e cancro University of Hawaii Cancer Center, 2014

35. Manuel Rodrigues, Lenha Mobuchon, Alexandre Houy, Samar Alsafadi, Sylvain Baulande, Odette Mariani, Benjamin Marande, Khadija Ait Rais, Monique K. Van der Kooij, Ellen Kapiteijn, Sieta Gassama, Sophie Gardrat, RaymondL. Barnhill, Vincent Servois, Rémi Dendale, Marc Putterman, Sarah Tick, Sophie Pipemo-Neumann, Nathalie Cassoux, Gaëlle Pierron, Joshua J. Waterfall, Sergio Roman-Roman, Pascale Mariani e Marc-Henri Stern ; Evolutionary Routes in Metastatic Uveal Melanomas Depend on *MBD4* Alterations Cancers 2021

36. Ezekiel Weis, MD, MPH; Chirag P. Shah, MD, MPH; Martin Lajous, MD; Jerry A. Shields, MD; Carol L. Shields, MD; A Associação entre os Factores de Suscetibilidade do Hospedeiro e o Melanoma UvealUma Meta-análise Arc Ophthalmol 2006

37. Shah, Weis, Shield ; Exposição Intermitente e crónica à luz ultravioleta e melanoma uveal: uma metanálise. Oftalmologia 2005

38. AndreaSchmidtPokrzywniakMA,PhD1KarlHeinzJöckelPhD2NorbertBornfeldMD3WolfgangSauer we inMD4AndreasStangMPH, MD1Interacção positiva entre a cor da íris clara e a radiação ultravioleta em relação ao risco de melanoma uveal: um estudo de controlo de casos 2009

39. P Guénel , L Laforest, D Cyr, J Févotte, S Sabroe, C Dufour, J M Lutz, E Lynge ; Occupational risk factors, ultraviolet radiation, and ocular melanoma: a case-control study in France 2001

40. E A Holly , D A Aston, D K Ahn, A H Smith ; Intraocular melanoma linked to occupations and chemical exposures, , epidemiology Cambridge 1996

41. Bruno F Fernandes, Jean-Claude A Marshall, Miguel N Burnier Jr; Exposição à Luz Azul e Melanoma Uveal, 2006

42. Yi-Rui Ge, Nong Tian, Yan Lu, Yong Wu, Qin-Rui Hu, Zheng-Ping Huang ; Cozimento ocupacional e risco de melanoma uveal: uma meta-análise 2012

43. Daniel M. Albert, M.D., Carmen A. Puliafito, M.D., Anne B. Fulton, M.D., Nancy L. Robinson, A.B.,
Z. Nicholas Zakov, M.D., e Thaddeus P. Dryja, M.D
Aumento da incidência de melanoma maligno da coroideia numa única população de trabalhadores do sector químico 1980

44. Ann Schalenbourg e Leonidas Zografos Bertil               Damato, Arun D. Singh Tumores Uveais Segunda Edição Oncologia Clínica Oftálmica 2014

45. Demirci H, Shields CL, Shields JA, Honavar SG, Eagle RC Jr. Melanoma em anel do corpo

ciliar: relato de vinte e três pacientes. Retina 2002

46.    Hatem Krema, Bruno Fernandes, Rand Simpson, Hugh McGowan, Yeni H Yücel ; Melanoma coroidal de Knapp-Rønne: um relatório clinicopatológico 2012

47.    Shields CL, Shields JA, De Potter P, et al.Arch Ophthalmol; Melanoma difuso da coroideia. Características clínicas preditivas de metástases. 1996.

48.    Reese AB, Howard GM. Am; Flat uveal melanomas. J Ophthalmol. 1967 Sayanagi K, Pelayes DE, Kaiser PK, Singh AD. Achados da tomografia de coerência ótica de domínio espetral 3D em tumores da coroide. Eur J Ophthalmol. 2011

49.    Smith LT, Irvine AR. Diagnostic signifi cance of orange pigment accumulation over choroidal tumors. Am J Ophthalmol. 1973

50.    Shields CL, Shields JA, Kiratli H, et al. Factores de risco para o crescimento e a metástase de pequenas lesões melanocíticas da coroideia. Ophthalmology. 1995.

51.    Shields CL, Shields JA, Yarian DL, et al. Extensão intracraniana do melanoma da coroideia através do nervo ótico. Br J Ophthalmol. 1987

52.    Kuchle M, Nguyen NX, Naumann GO. Avaliação quantitativa da barreira hemato-aquosa em olhos humanos com tumores uveais malignos ou benignos. Am J Ophthalmol. 1994

53.    Castella AP, Bercher L, Zografos L, et al. Estudo da barreira hemato-aquosa no melanoma da coroideia. Br J Ophthalmol. 1995

54.    Yap EY, Robertson DM, Buettner H. Scleritis as an initial manifestation of choroidal malignant melanoma. Ophthalmology. 1992

55.    Bujara K. Melanomas malignos necróticos da coroide e do corpo ciliar. Um estudo clinicopatológico e estatístico. Graefes Arch Clin Exp Ophthalmol. 1982

56.    Biswas J, Ahuja VK, Shanmugam MP, et al. Melanoma maligno da coroide apresentando-se como celulite orbital: relato de dois casos com revisão da literatura. Orbit. 1999

57.    KH Mesri, A.Derdour, S Nouasri, A.Idder; Exteriorização extra-escleral maciça de um melanoma uveal após facoemulsificação: sobre um relato de caso. SFO 2018

58.    Kivelä T, Summanen P. Retinoinvasive malignant melanoma of the uvea. Br J Ophthalmol. 1997

59.    O. Bergès, P. Koskas Ultrassonografia de tumores oculares Fondation ophtalmologique Rothschild, PARIS. réalités ophtalmologiques # 214_June 2014

60.    Enrique Garcia-Valenzuela, MD, PhD; Editor-chefe: Andrew A Dahl, MD, Choroidal Melanoma FACS, 18 de fevereiro de 2020

61.    J.F Korobelnik ; OCT em oftalmologia, OCT da retina e coroidea, SFO2019.

62.    Carol L. Shields, MD; Swathi Kaliki, MD; Duangnate Rojanaporn, MD; Sandor R. Ferenczy, CRA; Jerry A. Shields, MD; Tomografia de Coerência Ótica de Imagem de Profundidade Melhorada de Pequeno Melanoma Coroide Comparada com Nevo Coroide, ARCH OPHTHALMOL / VOL 130 (NO. 7), JULHO 2012

63.    Ralph C. Eagle Jr. Tomografia de Coerência Ótica: Correlações Clínico-Patológicas - A Palestra Gordon K. Klintworth 2016, Ocul Oncol Pathol 2018

64.    Pellegrini, Marco MD; Corvi, Federico MD; Invernizzi, Alessandro MD, Ravera, Vittoria MD; Cereda, Matteo G. MD; Staurenghi, Giovanni MD, FARVO; Angiografia por tomografia de coerência ótica de fonte varrida em melanoma coroidal Uma análise de 22 casos consecutivos Informações do autor Retina: agosto de 2019

65.    Zdravko Mandiæ, Jasna Talan-Hraniloviæ 2 Departamentos de Oftalmologia; 1Neurologia; e 2Patologia; Imagiologia de fluxo com Doppler a cores de tumores oculares Renata Ivekoviæ, Arijana Lovrenèiæ-Huzjan 1, Sis ters of Mercy Uni ver sity Hos pi tal, Zagreb, Croácia 2000

66.    Teresa A. Ferreira 1, Lorna Grech Fonk 1, Myriam G. Jaarsma-Coes Guido G. R. van Haren 1 Marina Marinkovic 2 e Jan-Willem M. Beenakker Ressonância magnética do melanoma uveal 1,2, 17 de março de 2019

67.    Hakulinen T, Teppo L, Saxén E. Hakulinen Cancro do olho, uma revisão das tendências e diferenças. 1978

68.    J W Harbour, M A Brantley Jr, H Hollingsworth, M Gordon ; Associação entre pigmentação coroidal e melanoma uveal posterior numa população branca, Br J Ophthalmol 2004

69.    Pradeep Manchegowdaa Arun D. Singhb Carol Shieldsc Swathi Kalikid Parag Shahe Lingam

Gopalf Pukhraj Rishig, Melanoma Uveal em Asiáticos: Uma Revisão, Ocul Oncol Pathol 2021

70.     Adel H. Alsuhaibani, Uveal melanoma in the Saudi Arabian population: Two decades of management at the King Khaled Eye Specialist Hospital, Saudi Journal of Ophthalmology 2009

71.     Diener-West M, Earle JD, Fine SL, Hawkins BS et al. Grupo de Estudo Colaborativo do Melanoma Ocular. The COMS randomized trial of iodine 125 brachytherapy for choroidal melanoma, III: initial mortality findings. Relatório COMS n.º 18. Arch Ophthalmol 2001

72.     Shields, C.L.; Kaliki, S.; Cohen, M.N.; Shields, P.W.; Furuta, M.; Shields, J.A. Prognóstico do melanoma uveal com base na raça em 8100 pacientes: The 2015 Doyne Lecture. Eye 2015 Seddon, J.M.; Gragoudas, E.S.; Glynn, R.J.; Egan, K.M.; Albert, D.M.; Blitzer, P.H. Host factors, UV radiation, and risk of uveal melanoma. Um estudo de caso-controlo. Arch. Ophthalmol. 1990

73.     Guénel, P, Laforest, L .; Cyr, D .; Févotte, J .; Sabroe, S.; Dufour, C.; Lutz, JM; Lynge, E. Occupational risk factors, ultraviolet radiation and ocular melanoma: a case-control study in France. Cancro Causas Controlo 2001

74.     Li, W.; Judge, H.; Gragoudas, E.S.; Seddon, J.M.; Egan, K.M. Patterns of tumor initiation in choroidal melanoma. Cancer Res. 2000

75.     Kaliki, S.; Shields, C.L. Melanoma uveal: um cancro relativamente raro mas mortal. Olho 2017

76.     Laurien E. Houtzagers, Annemijn P. A. Wierenga, Aleid A. M. Ruys, Gregorius P. M. Luyten e Martine J. Jager A cor da íris e o risco de desenvolver melanoma uveal, 28 de setembro de 2020

77.     Frank G. AH-Fat, Bertil E. Damato Delays in the diagnosis of uveal melanoma and effect on treatment, Eye Royal College of Ophthalmologists 1998

78.     M Lahav, I Gutman, Am ; Células pigmentares sub-retinianas no melanoma maligno da coroide J Ophthalmol 1978

79.     Terapia de protões, uma técnica de ponta na interface entre a física e a medicina. 2011 Reflets de la physique no. 26

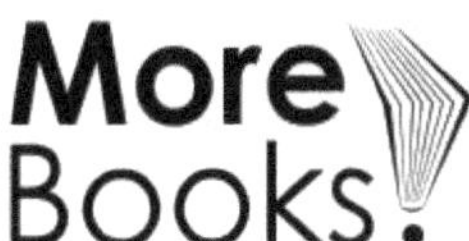


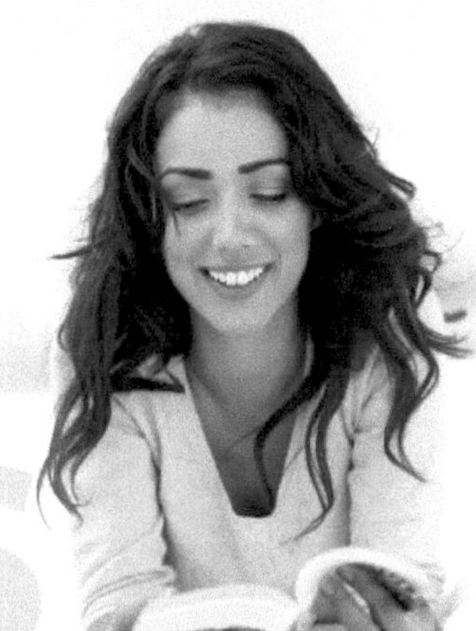

yes
I want morebooks!

Buy your books fast and straightforward online - at one of world's fastest growing online book stores! Environmentally sound due to Print-on-Demand technologies.

Buy your books online at
**www.morebooks.shop**

Compre os seus livros mais rápido e diretamente na internet, em uma das livrarias on-line com o maior crescimento no mundo! Produção que protege o meio ambiente através das tecnologias de impressão sob demanda.

Compre os seus livros on-line em
**www.morebooks.shop**

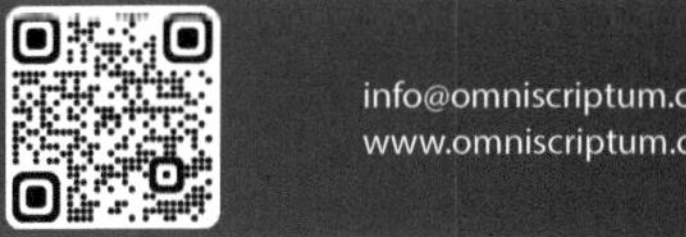

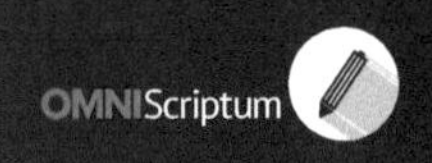

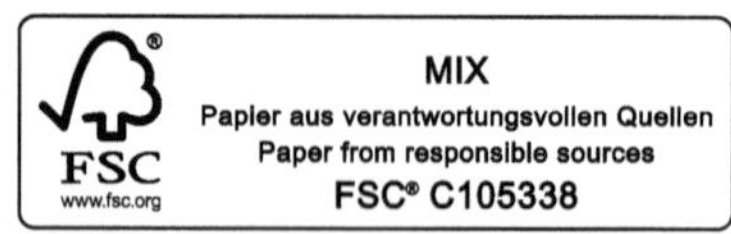

Printed by Books on Demand GmbH, Norderstedt / Germany